Beleza integrada
por Fernando Torquatto

CIP-BRASIL. CATALOGAÇÃO NA PUBLICAÇÃO
SINDICATO NACIONAL DOS EDITORES DE LIVROS, RJ

T64b

Torquatto, Fernando
Beleza integrada / por Fernando Torquatto. - 1. ed. - Rio de Janeiro : Senac Rio, 2019.
192 p.

ISBN 978-85-7756-457-6

1. Beleza física (Estética) - História - Séc. XX. 2. Moda - História - Séc. XX. 3. Maquiagem (Técnica) - História - Séc. XX. 4. Cabelo - História - Séc. XX. I. Título.

19-56489

CDD: 646.72
CDU: 646.7"19"

Beleza integrada
por Fernando Torquatto

Editora Senac Rio – Rio de Janeiro – 2019

Beleza integrada: por Fernando Torquatto © Fernando Torquatto, 2019.
Direitos desta edição reservados ao Serviço Nacional de Aprendizagem Comercial –
Administração Regional do Rio de Janeiro.
Vedada, nos termos da lei, a reprodução total ou parcial deste livro.

Senac RJ

Presidente do Conselho Regional
Antonio Florencio de Queiroz Junior

Diretora Regional
Ana Cláudia Martins Maia Alencar

Diretor Administrativo-financeiro
Sylvio Britto

Diretora de Educação Profissional
Wilma Bulhões Almeida de Freitas

Editora Senac Rio
Rua Pompeu Loureiro, 45/11º andar
Copacabana – Rio de Janeiro
CEP: 22061-000 – RJ
comercial.editora@rj.senac.br
editora@rj.senac.br
www.rj.senac.br/editora

Editora
Daniele Paraiso

Produção editorial
Cláudia Amorim (coordenadora), Manuela Soares
(aquisição), Andréa Regina Almeida, Gypsi Canetti
e Michele Paiva (copidesque e revisão de textos),
Patricia Souza, Victor Willemsens e
Vinicius Moura (design)

Fotografia e conceituação Beleza integrada
Fernando Torquatto

**Consultoria de moda, projeto editorial
e diagramação**
Fabiane Mandarino

Fashion styling
Maria Torquatto

Assistentes de styling
Fábio Van Bogea e Alê Rey Paz

Fashion designer
Gio Rodrigues

Modelo e atriz
Letícia Birkheuer

Assistentes de beleza
Kássio Lucas, Luísa Galvão, Rita Vasquez,
Zeni Meirelles

Assistentes de foto
Paulo da Matta e Rafael Dornelles Machado

Produção executiva
Adriana Berrogain

Agenciamento
Andrea Luz

Tratamento de imagens
Patrícia Nort

Foto capa e interior Fernando Torquatto
Ygor Marques

Diretora artística Cidade das Artes
Bel Kutner

Marketing Cidade das Artes
Natan Rocknbach

Modelos
Guilherme Bravin, Victoria Ferreira, Nathalia Sinozuke,
Matheus Martins, Vinicius Albuquerque, Jesus
Henrique, Caio Roque, Ana Maria Andrade, Eli Nguidi,
Jessica Ribeiro, Amanda Brandão, Pietra Mognon,
Israel Wolf e James Tostes @agência 40 graus

Agente de modelos
Sergio Mattos

Modelos convidadas
Manoella Rubi e Naja Canet @Just MGT

Convidados especiais
Lalá Guimarães e Alê Rey Paz

Impressão: Edigráfica Gráfica e Editora Ltda.
1ª edição: maio de 2019

As imagens de uso contratualmente licenciado, aqui inseridas, pertencem à G & S Imagens do Brasil Ltda. e são utilizadas para
fins meramente ilustrativos, o que se aplica, inclusive, a todos os exemplos, modelos e/ou indivíduos constantes deste material.

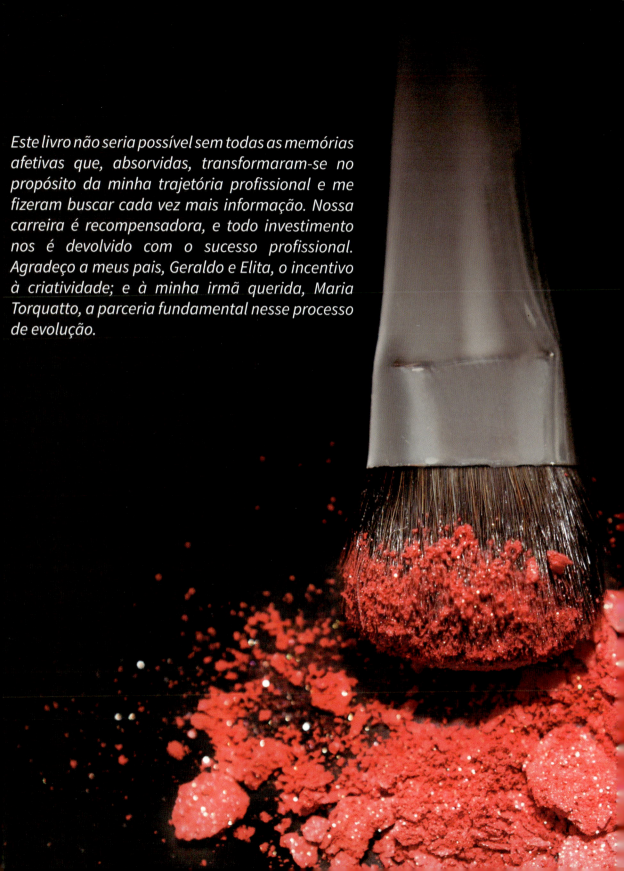

Este livro não seria possível sem todas as memórias afetivas que, absorvidas, transformaram-se no propósito da minha trajetória profissional e me fizeram buscar cada vez mais informação. Nossa carreira é recompensadora, e todo investimento nos é devolvido com o sucesso profissional. Agradeço a meus pais, Geraldo e Elita, o incentivo à criatividade; e à minha irmã querida, Maria Torquatto, a parceria fundamental nesse processo de evolução.

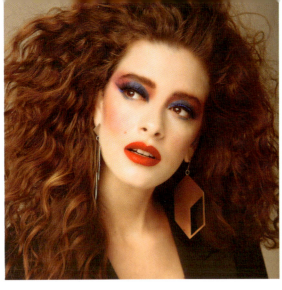
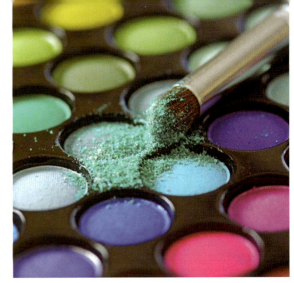
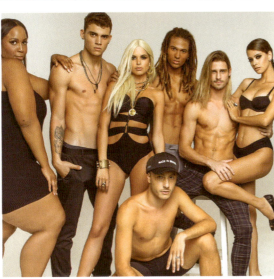
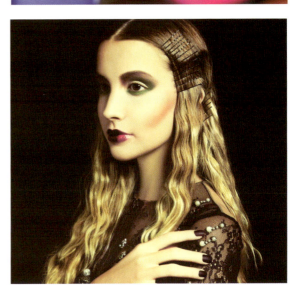
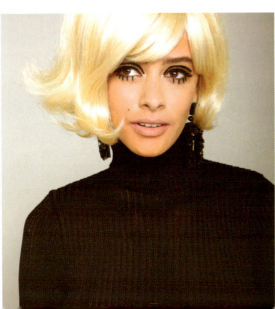
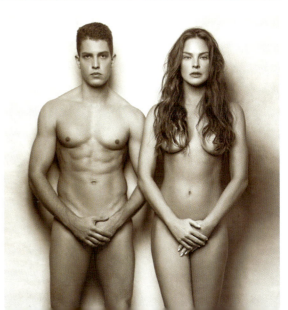

Sumário

9 Apresentação

12 Capítulo 1
A profissão de beleza no mercado atual

16 Capítulo 2
Adão e Eva: a origem da vida

18 Capítulo 3
Décadas de beleza: universo de beleza e estilo no século XX

94 Capítulo 4
A estética atual: diversidades contemporâneas

100 Capítulo 5
Desenvolvimento profissional: pesquisa e processo criativo

110 Capítulo 6
Beleza autoral: como conceituar um trabalho?

114 Capítulo 7
Universos conceituais

185 Considerações finais

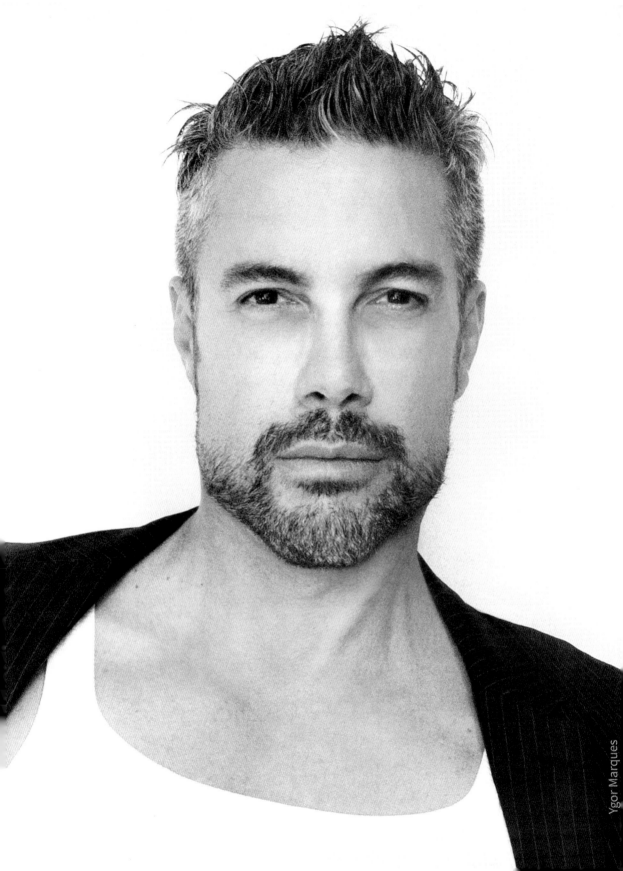
Ygor Marques

Apresentação

Desde jovem me interesso muito pelo universo da arte e da beleza. Por volta dos 6 anos, lembro que uma das coisas de que mais gostava de fazer era desenhar. Tinha muito prazer em reproduzir os rostos das capas de revistas de moda. Misturava lápis de cor com maquiagem, de maneira autodidata, na intenção de chegar ao resultado mais realista possível. Outra coisa que adorava era o cinema de Hollywood e suas atrizes. Por intermédio das estrelas de cada época, de modo inconsciente, fui mapeando a beleza do último século.

Dizem que o meio em que a pessoa foi criada na infância é muito marcante para sua formação. No meu caso, isso se confirma plenamente. Não deixo de me sentir quase um subproduto da combinação das sensibilidades tanto de meu pai — engenheiro naval e fotógrafo amador — e de minha mãe — mulher aficionada por cinema e atraída pelo universo da beleza.

Conheci o mundo pelas fotos de meu pai. Em razão da profissão, ele viajava muito e ficava meses fora de casa enquanto os navios eram construídos. Ao retornar, trazia diversas fotos. Pelo olhar dele, retratado nessas fotos, conheci rostos diferentes do mundo. Ele adorava fotografar pessoas, às vezes com permissão, às vezes como paparazzo e, inclusive, chegou a ganhar concursos fotográficos da época.

Minha mãe, apesar de atarefada com os cuidados de oito filhos, todos os dias, às 17 h, tomava banho, se maquiava e colocava uma roupa que parecia de festa. Essa imagem de uma mãe se transformando em mulher quase atriz de cinema me marcou muito. Essa era a rotina de conclusão de seu dia, e só depois de alguns anos fui entender que era um ritual que a fazia sentir-se além de mãe, mulher. Aprendi muito com ela por meio dos filmes que assistíamos juntos e das revistas de moda que comprava.

Tive a oportunidade de observar o desenvolver da história da maquiagem nos filmes de várias épocas que assisti durante a minha juventude. Minha memória mais antiga é a de estar deitado no colo de minha mãe assistindo aos filmes da sessão da tarde. Minha mãe sonhava em ser atriz e se interessava muito pela vida delas.

Ela me contava curiosidades sobre as divas de Hollywood, como a da atriz Veronica Lake, que usava uma onda no cabelo que cobria um de seus olhos. Ela serviu de inspiração para diversas mulheres até que muitas operárias de fábricas começaram a perder os dedos no trabalho por não conseguirem enxergar direito. Com isso, pediram para a atriz mudar o estilo de cabelo.

Quando criança, sempre expressei muito talento manual. Eu desenhava e maquiava minha mãe de brincadeira. Tudo isso, somado, me deu a oportunidade de absorver as informações de beleza das divas durante minha infância, antes mesmo de poder ganhar conhecimento técnico, e guardei todas essas referências. Quando percebi que essa bagagem era meu diferencial, passei a consumir mais livros, assistir a mais filmes, levar o assunto mais a sério, como um processo profissional.

Tive a sorte de iniciar minha jornada profissional de beleza em meados dos anos 1990. Foi um momento de final de século em que a moda revisitou várias décadas anteriores. Foi um modo de passar a limpo, uma celebração ao século passado.

A virada do milênio abre as portas para o novo, e é muito comum nesses momentos buscarmos

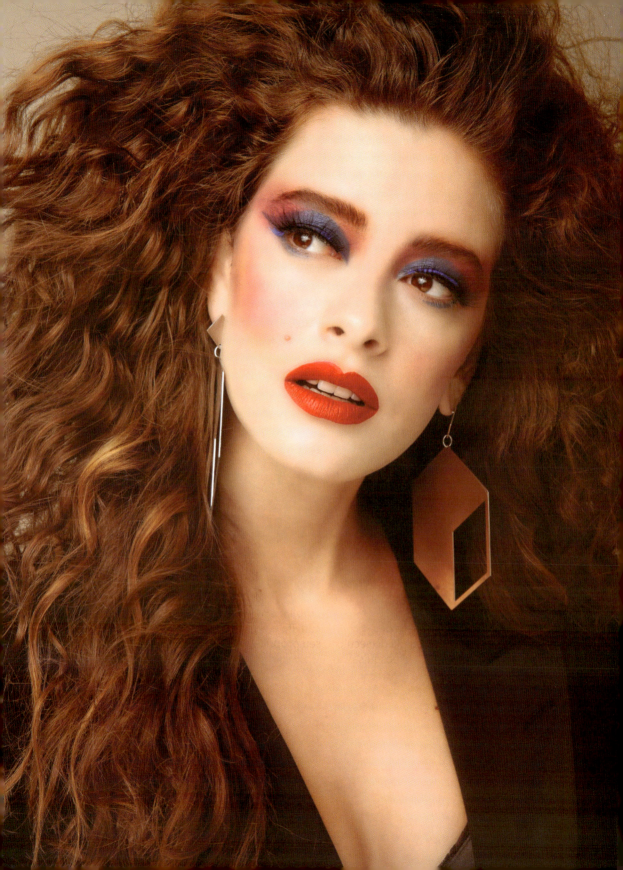

inspirações e segurança no passado. Ao ser contratado para realizar editoriais de moda nesse período, recebi muitos briefs de clientes que me pediam para reinterpretar looks[1] de grandes ícones do cinema, mas com uma nova emoção.

Aquela bagagem gerada pela investigação dos anos anteriores acabou por contribuir para que eu me destacasse no mercado de beleza. Naturalmente nessa época, tão jovem, não passava por minha cabeça esse processo real de pesquisa. Tudo no início se baseava em minha curiosidade, interesse e, principalmente, na possibilidade de "sonhar" e de me transportar para um mundo sofisticado e, para mim, irreal.

A interiorização de elementos estéticos do século XX e a visão clara sobre o mapeamento da evolução da beleza foi meu maior trunfo profissional. Após 25 anos de carreira, continuo a me sensibilizar pelo que me encanta, mas rapidamente aprendi que ter proposta e intenção no trabalho criativo nos coloca em outro estado e com outro status no mercado.

Ninguém vai ao salão para pedir o cabelo de Maria Antonieta, a não ser que seja para uma festa à fantasia. A grande fonte de criatividade e inspiração para a beleza ainda é o século XX. O profissional que não se atenha a pesquisar jamais terá condições de entregar uma proposta de trabalho autêntica e consistente. Por mais que ele tenha conhecimento técnico, sem pesquisa, o trabalho fica vazio, sem identidade. Qualquer profissional de beleza que deseja prosperar na carreira deve encarar esse processo de pesquisa com seriedade.

Parte deste livro mostra a breve trajetória dos registros visuais da beleza de cada década do século XX; outra parte aborda a importância da pesquisa.

O mercado de trabalho na área da beleza requer, cada vez mais, a integração de competências em um único profissional. O componente "mágico" é a informação, é a capacidade de entendimento. Somos bombardeados por muitas tendências em que há identificação mais imediata ou não.

Os grandes bureaus de pesquisa sinalizam o direcionamento das mudanças na indústria da beleza, da moda e do design de modo geral. São fruto de extensa pesquisa feita por especialistas que preparam relatórios ao mapearem o espírito de nosso tempo, sinalizam desdobramentos, cruzando passado, futuros, antigos e novos valores, sexualidade, comportamento etc. Esses relatórios de tendência são uma base universal de pesquisa. Profissionais, designers e criadores os utilizam como elementos confirmadores, dando mais embasamento a seus conceitos e mais peso a suas investigações pessoais. Esse relatório não deve ser copiado, mas reinterpretado de modo a agregar valor e criar algo realmente inovador com base em sua sensibilidade e no estilo pessoal. Mais que mimetizar decupar essas informações, trata-se de iniciar uma jornada criativa única.

Nos últimos anos pude observar macrotemas que neste livro chamo de universos conceituais e que são explicados com mais detalhes no Capítulo 7 deste livro. Espero que possam inspirá-lo a mapear novos universos ao longo da carreira.

Atualmente nenhuma criação no mundo da beleza é gratuita e gerada apenas como fruto da imaginação de um profissional. A maior parte das grandes empresas de cosméticos, revistas e a indústria de cinema e novelas se direciona por meio dessas pesquisas especializadas.

Este livro servirá de inspiração às pessoas interessadas na beleza tanto de um ponto de vista pessoal, mas, especialmente, do ponto de vista profissional; por isso, convido você a pesquisar, aprofundar seus conhecimentos técnicos e sobre a história da moda, da beleza e do cinema, a fim de ampliar sua gama de referências. Este livro é um convite à inspiração, à inovação e à descoberta de seu próprio estilo.

---

[1] Look é um termo em inglês muito usado na indústria da beleza e da moda. Significa aparência ou estilo, sobretudo em relação ao conjunto composto por penteado, maquiagem, unhas e peças do vestuário.

Capítulo 1

A profissão de beleza no mercado atual

Direção criativa – trabalho autoral em um contexto de mercado

O profissional do atual mundo da beleza enfrenta desafios inerentes aos novos tempos. A globalização, ao aproximar universos, exige uma linguagem mais universal do mercado de trabalho. Hoje, identificação, percepção e compreensão são elementos fundamentais para a construção desta nova trajetória artística mapeada pelo acesso abundante a todos os estímulos oriundos das diversas manifestações de arte.

A beleza integrada propõe uma evolução no status do profissional. Até então, profissionais de beleza se formavam como técnicos com competência para atuar em cada segmento de maneira isolada. O formato de beleza de modo integrado visa capacitar o profissional para o universo global da beleza, inspirando-o a pensar na conceituação geral de seus trabalhos, transformando-o em criador.

A capacitação técnica sustenta-se em um tripé composto por intenção, visão holística e domínio das diversas artes. Como profissional de beleza, você poderá aplicar o conceito beleza integrada a diversos nichos, como caracterização, maquiagem social, salão de beleza, publicidade, editoriais de moda, catálogos, desfiles, teatro, TV, cinema, trabalhos conceituais etc.

No caso de um trabalho de caracterização, por exemplo, o profissional deve capturar elementos sólidos e objetivos, reproduzindo, assim, as características. Em geral, deve-se respeitar dados históricos e imagens jornalísticas como objetivos da pesquisa. Em todos os outros segmentos, é necessária visão holística do objeto. Essa visão, apesar de parecer algo matemático (como valores de simetria), na realidade é a soma de elementos que compõem um todo.

Visão global

Na beleza integrada, a combinação de competências como cabelo e maquiagem é vista como um todo com o objetivo de um trabalho visual único e contemporâneo. O resultado é a harmonia na composição da criação de uma imagem de beleza. E o profissional que domina essa visão mais global garante uma proposta real e consistente.

Intenção

Outro elemento fundamental a ser incorporado ao trabalho é a intenção, que nada mais é que o somatório de referências que farão com que você tenha vontade de contar uma história. O importante é contextualizá-la.

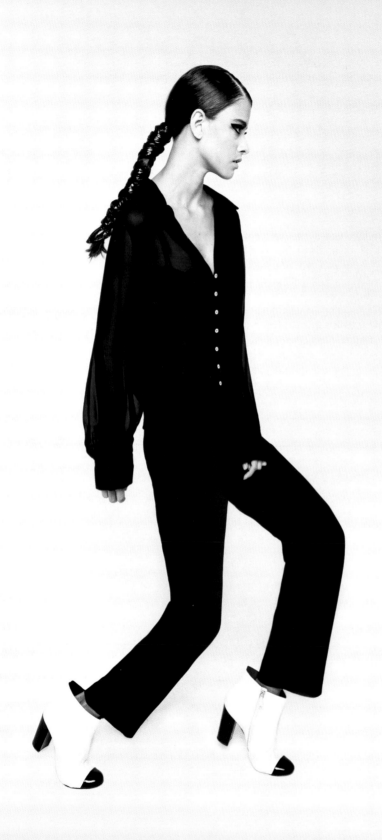

Visão holística

A visão holística[2] trata a beleza como um todo e abrange muitos elementos do visagismo.[3] A beleza sob essa visão holística causa impacto na percepção sensorial da imagem. É aí que a beleza passa a ter alma.

Hoje, o profissional de beleza, além de se manter inspirado e informado sobre os temas da atualidade, deve ter essa visão integrada da beleza mesmo que escolha enfocar um só aspecto da profissão, como cabelo ou maquiagem. Além disso, deve ter competência profissional e buscar atualização técnica, a fim de aplicar esse conhecimento em conjunto com a visão holística para imprimir sua intenção — seu DNA criativo em cada trabalho.

Domínio

Transformar uma habilidade, muitas vezes natural, em competência significa fundir sensibilidade com capacidade técnica. Nos modelos tradicionais de formação do segmento de educação da beleza, usualmente se escolhe o caminho do cabeleireiro, que domina o processo de construção estrutural de um penteado, ou do maquiador, que tem domínio técnico sobre a construção das texturas que compõem uma maquiagem.

A visão do padrão profissional de beleza integrada vai além do conhecimento sobre a manipulação dos fios de cabelo e da combinação de cores e texturas, pois agrega sensibilidade a uma visão do todo. Com isso, pode-se dizer que esses talentos são, também, arte. A carreira de beleza integrada trabalha com base em uma intenção à possibilidade de se utilizar essas diversas artes para a realização de um todo.

---

[2] Holístico ou holista é um adjetivo que classifica algo relacionado com o holismo, ou seja, que procura compreender os fenômenos em sua totalidade e globalidade.
[3] Visagismo é a arte de criar uma imagem pessoal que revele as qualidades interiores da pessoa, de acordo com as características físicas e os princípios da linguagem visual (harmonia e estética), utilizando a maquilagem, o corte, a coloração e o penteado, entre outros recursos estéticos para formar a imagem visual de um indivíduo.

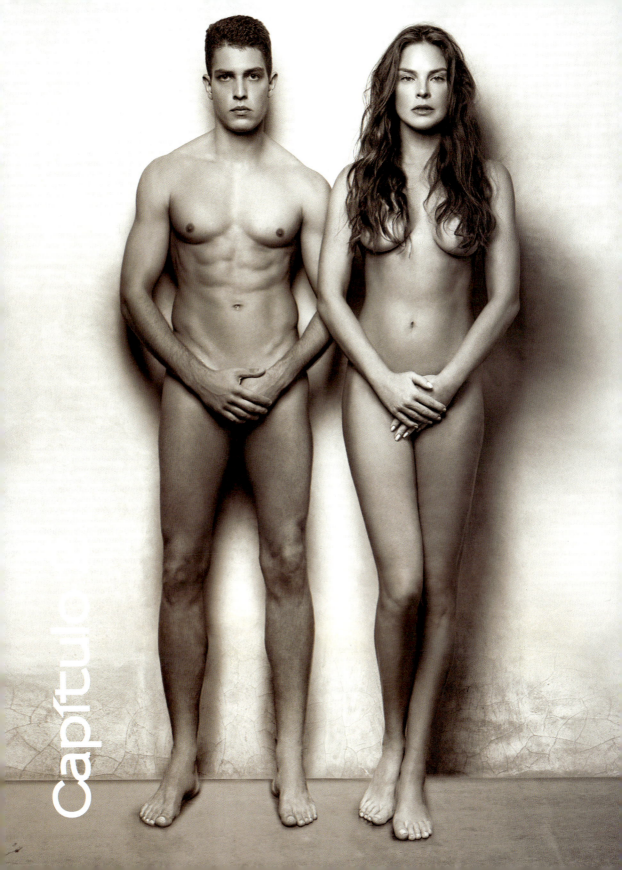

Adão e Eva: a origem da vida

Antes de iniciar o panorama histórico da beleza, propomos uma imagem inspiradora, com base no início da humanidade.

A teoria da criação indica que Adão e Eva foram o primeiro homem e a primeira mulher criados por Deus. Algumas religiões relatam que esse par de ancestrais deu origem à humanidade, sua união compõe a família da qual todos nos seríamos descendentes.

Essa representação básica do homem e da mulher sempre foi lúdica e pictórica é um tema de inspiração recorrente na arte e na literatura.

Homem e mulher nasceram nus, e posteriormente a maquiagem e a roupa passaram a caracterizá-los.

Quem trabalha com beleza tem de gostar de gente.
Você cria personagens ao longo dos tempos.
O que seria do homem e da mulher sem
o vestuário e a beleza?

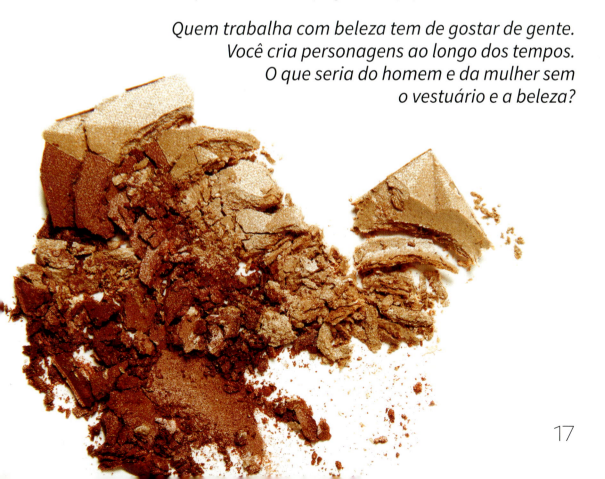

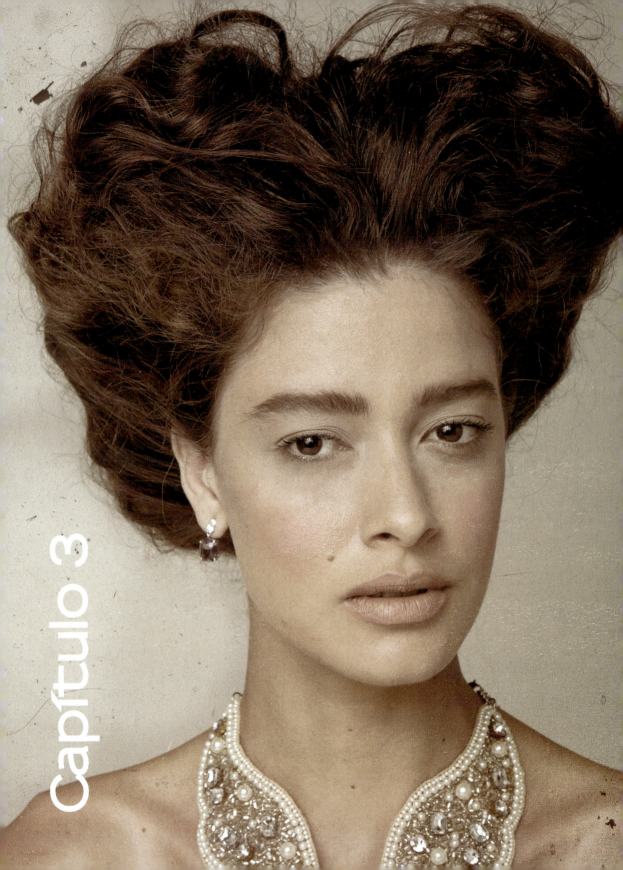

Capítulo 3

Décadas de beleza:
universo de beleza e estilo no século XX

Introdução

Desde pequeno tive fascínio pela beleza, com isso fui crescendo e acompanhando os diversos estilos de cada época. Acredito que todo profissional de beleza precisa de uma bagagem visual sobre os principais estilos e divas de cada época. Assim, na construção deste livro, achei importante incluir uma breve história da maquiagem dos anos 1910 até os anos 2000.

Maquiagem tem um grande valor e existem diversas motivações pelas quais as pessoas a procuram ao longo dos séculos. Uma dessas motivações é a questão da autoconfiança. Acredito que as mulheres usam maquiagem para se sentir mais poderosas, para expressar visualmente a melhor versão de si mesmas.

De acordo com pesquisa conduzida por Richard Russell, um professor da Gettysburg College, na Pensilvânia, em colaboração com o departamento de pesquisas da Chanel, os motivos pelos quais as mulheres usam maquiagem vão além da questão de desejarem sentir-se mais bonitas, mas permeiam também a questão do aparentar menos idade. Esses estudos apontaram que, conforme a mulher envelhece, as tonalidades da pele, como as sobrancelhas delineadas ou os lábios avermelhados, tendem a perder a cor e ficar mais pálidos, fator este que reforça o conceito de idade avançada. Logo, elas buscam recursos para corrigir essa perda em prol de uma aparência mais jovem e mais saudável.

Por sua vez, mulheres mais jovens muitas vezes buscam o oposto: usam maquiagem porque querem aparentar mais idade. Enquanto muitos adolescentes só precisam de cosméticos leves, como pó, rímel e batom, outros querem experimentar todos os tipos de cosméticos para definir de antemão sua personalidade adulta.

No decorrer da história das culturas humanas, a maquiagem melhora o contraste no rosto humano e possibilita o reconhecimento mais rápido do gênero, o que estabelece diferenças sutis entre os sexos. Logo, ela também pode ser usada para ressaltar um aspecto mais feminino, por exemplo.

Maquiagem na história

Por milhares de anos a maquiagem foi parte da nossa sociedade, usada por homens e mulheres. Aqui estão os principais momentos na história da maquiagem que ajudaram a moldar os padrões da beleza atual.

Nos tempos antigos, a maquiagem tinha fortes conotações espirituais e religiosas. Ela era frequentemente empregada para mostrar alianças tribais e assustar a oposição. Tintas corporais serviam como camuflagem e como medicamentos para proteger e curar o usuário.

6.000 a.C.: os antigos egípcios

Uma das primeiras sociedades a usar maquiagem, os egípcios tinham uma visão muito aberta da "cara pintada". Pinturas rupestres antigas retratam homens e mulheres egípcios com olhos arrojados, lábios e maquiagem nas bochechas.

Eles eram químicos sofisticados que utilizavam substâncias naturais como nozes e minerais, misturadas com gordura animal ou óleo vegetal, para criar um produto que permanecesse nos olhos, lábios ou bochechas. Hidratantes, kohl,[4] lábios e bochechas eram usados diariamente por homens e mulheres de todas as classes.

Os antigos egípcios eram conhecidos por sua incrível arte na maquiagem dos olhos. Eles os pintavam com fins de proteção, já que os olhos eram considerados os espelhos da alma, e também em sinal de respeito ao deus do sol. Embora esse fosse o principal foco, eles também eram conhecidos pelo uso do vermelho; prova disso é que criaram uma forma de batom com a mistura de gordura com ocre vermelho.

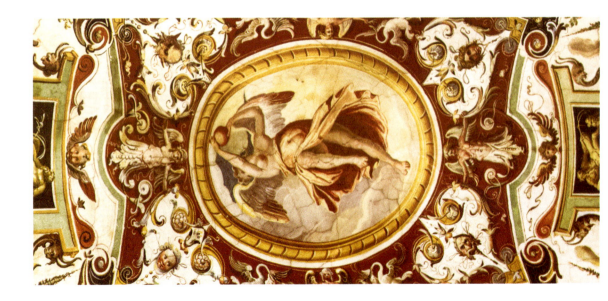

---

[4] Kohl é um cosmético antigo para a região dos olhos, tradicionalmente feito por moagem estibinita, com fins semelhantes ao carvão usado em rímel.

4.000 a.C.: os gregos e romanos antigos

As romanas eram encorajadas a adotar uma aparência saudável e modesta, obviamente sem mostrar que estavam com maquiagem. Ainda que a maquiagem fosse comum nos tempos da Grécia Antiga e nos tempos romanos, qualquer manifestação explícita do uso da maquiagem era desaprovada nesta época.

De modo geral, menos era mais. As mulheres colocavam uma leve camada de pó sobre a pele e um toque de cor nos lábios e bochechas, com produtos criados de plantas, frutas ou até mesmo substâncias mais tóxicas, como corantes à base de mercúrio e chumbo.

A elite masculina da época defendia que o papel principal da mulher na vida era ser virtuosa e permanecer em casa, portanto qualquer maquiagem óbvia demais ficava estritamente proibida. Acreditava-se que a aplicação de cosméticos devia ser realizada apenas na privacidade dos lares, não era algo que devesse ser exposto em âmbito social.

Século XV: decepção nos tempos medievais

Nos tempos medievais havia um tipo de propaganda enganosa em relação à maquiagem segundo a qual as mulheres "honestas" eram aconselhadas a não alterar seu visual. Os primeiros escritores cristãos criaram uma poderosa associação entre maquiagem e fraude, e isso influenciava a não aceitação da maquiagem como algo positivo na sociedade. Em suma, a maquiagem era proclamada pecaminosa.

Como naquela época a doença e a falta de higiene eram comuns, algumas mulheres experimentaram receitas caseiras para tentar exibir uma pele perfeita, saudável, brilhante e sem manchas, buscando assim disfarçar as diversas doenças sem tratamento que existiam na época. Qualquer cor adicionada à pele deveria parecer natural e indetectável.

Século XVI: os elizabetanos

A monotonia cromática parte para uma ruptura na era elizabetana, e um estilo extravagante começa a diferenciar a aristocracia das classes médias. A sobrecarga de blush tornou-se comum quando as mulheres se esforçavam por pele clara, bochechas rosadas e sobrancelhas escuras e definidas. Madame de Pompadour era famosa por seu estilo de aplicação rosa blush, tão popular que ficou conhecido como *Pompadour pink*.

Quando Veneza se tornou a capital da moda do mundo, uma maquiagem pesada e ousada se tornou célebre e uma nova base surgiu: o Ceruse veneziano. Exclusivo e caro criado com pó de chumbo branco puro, água e vinagre, também era um produto altamente tóxico. Sua utilização a longo prazo resultou uma pele descolorida e murcha que exigia, ironicamente, que o usuário prolongasse a aplicação do produto para atenuar esses efeitos; esse uso contínuo, contudo, apodrecia os dentes e causava a perda de cabelo.

Século IX: os vitorianos

A aceitação da maquiagem desacelera na era vitoriana quando a rainha Vitória anunciou que a maquiagem era vulgar e sem graça, criando uma reação contra o uso de cosméticos. Após um período em que os estilos ousados eram aceitáveis, tornou-se um equívoco parecer estar usando maquiagem em círculos refinados. O único tipo de cosméticos que os vitorianos aprovavam era um toque de pó, mas não em público. As mulheres tinham outras maneiras de manter uma aparência saudável e vibrante – beliscar as bochechas e morder os lábios poderia criar um brilho rosado, ou um papel de embrulho colorido poderia ser umedecido para liberar um toque de corante que daria a cor.

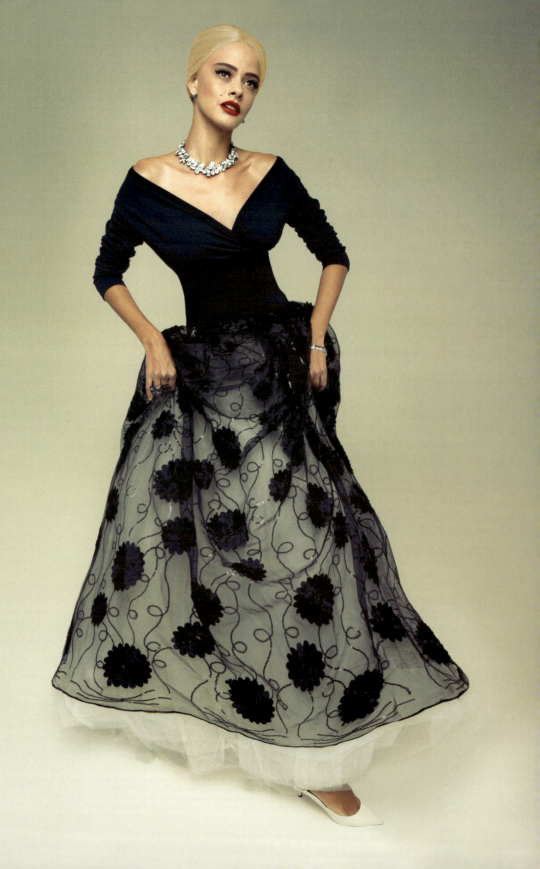

Nos séculos XVIII e XIX a maquiagem continuava a ser vista com maus olhos. O parlamento inglês atribuiu às mulheres que a usavam a mesma pena que era atribuída a quem praticava a bruxaria; o marido, por sua vez, era autorizado a pedir o divórcio se descobrisse que esses elementos foram usados para conquistá-lo e induzi-lo ao casamento.

1913: as sufragistas e prostitutas

No início do século XX, o uso da maquiagem e em particular do batom ainda era visto como "moralmente questionável". Durante o movimento de sufrágio[5] de 1913, as participantes do protesto usavam batom vermelho em suas marchas para exigir o voto.

Foi um momento dramático na busca por igualdade de direitos e democracia e uma das primeiras vezes que as mulheres puderam usar maquiagem sem conotação negativa. Foi aí que o batom vermelho e arrojado tornou-se um símbolo de força, poder e liberdade no movimento de sufrágio. Até então essa cor de batom sempre carregou um sentido sexual, e a classe média, em particular, acreditava que a maquiagem era inaceitável na sociedade educada e pertencia ao universo das prostitutas e atrizes (muitas vezes percebidas da mesma forma).

1920: palco e Hollywood

Com a ascensão das estrelas do cinema mudo, atrizes de teatro e o glamour de Hollywood, a maquiagem começou a chegar às massas. Anna May Wong foi uma das primeiras atrizes asiáticas americanas em Hollywood e se apresentou com uma imagem de melindrosa.

Os fanzines eram parte integrante da ampliação da maquiagem, já que os guias de "pegar o visual" incentivavam as mulheres a "escolher um personagem" e recriar o visual de suas estrelas favoritas. Com batons acessíveis de 10 centavos e marketing em massa, a maquiagem passa a ser acessível a todas as mulheres. No entanto, não era tudo aberto e abrangente – ainda havia uma natureza secreta para o consumo de cosméticos e as mulheres muitas vezes precisavam enviar alguém para comprar seus produtos porque entrar em uma loja para consumir maquiagem era considerado embaraçoso.

---

[5] Uma sufragista era membro de organizações de mulheres militantes no início do século XX que, sob o lema Votos pelas Mulheres, lutaram pelo direito de votar em eleições públicas, conhecidas como sufrágio feminino. O movimento pelo sufrágio feminino é um movimento social, político e econômico de reforma, com o objetivo de estender o sufrágio (o direito de votar) às mulheres. Participaram do movimento mulheres e homens, denominados sufragistas. As origens modernas do movimento encontram-se na França do século XVIII. Em 1893 a Nova Zelândia se tornou o primeiro país a garantir o sufrágio feminino, graças ao movimento liderado por Kate Sheppard.

Século XX: as guerras mundiais

No século XX, a maquiagem foi difundida em todo o mundo, porém nos períodos da Primeira Guerra Mundial (1914-1918) e da Segunda Guerra Mundial (1939-1945), a produção de maquiagem se estagnou por causa da necessidade de produzir armamento e pela escassez de matéria-prima. Nesse período, algumas mulheres passaram a produzir os próprios produtos de beleza, e essa produção se disseminou pelo mundo.

Depois da Segunda Guerra Mundial, a maquiagem se tornou muito popular, sendo usada também como meio de as mulheres se recuperarem do horror da guerra e reencontrarem seu poder feminino.

No século XX o cinema foi, sem dúvida, a força motriz da inspiração, e as referências disso são utilizadas até hoje na indústria de moda e beleza. Tudo é citado, recriado e reinventado em várias proporções.

Divas do cinema e posteriormente da música também ajudaram a popularizar ainda mais o uso de diferentes maquiagens. A propaganda também servia como inspiração e refletia o que era aceito e desejado pelas mulheres em cada década. Tenha em mente que a representação feminina de Hollywood em geral era mais glamorosa do que a representação real das mulheres.

Ao longo deste capítulo vamos citar alguns nomes de musas que influenciaram a moda e a história da beleza ao longo das décadas com o objetivo de produzir um estímulo visual com a seleção dos principais elementos que caracterizam a beleza em cada década e, também, de ser um ponto de partida em sua pesquisa para criar uma beleza autoral.

Para capturar a essência de uma era, é essencial obter as formas dos cabelos, das sobrancelhas e dos lábios, pois esses pontos de referência visuais são os alicerces da beleza. Observe-os e interprete-os com autoria para propor novas interpretações e se destacar como profissional.

Espero que vocês se inspirem com minha interpretação nas próximas páginas onde crio fotos dos looks de cada década criados pelo estilista Gio Rodrigues com a modelo e atriz Letícia Birkheuer.

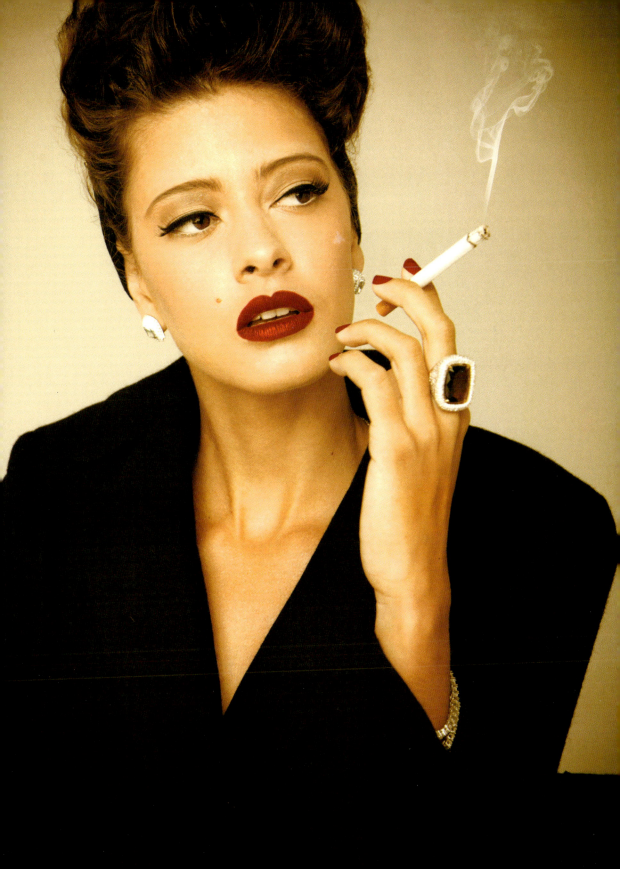

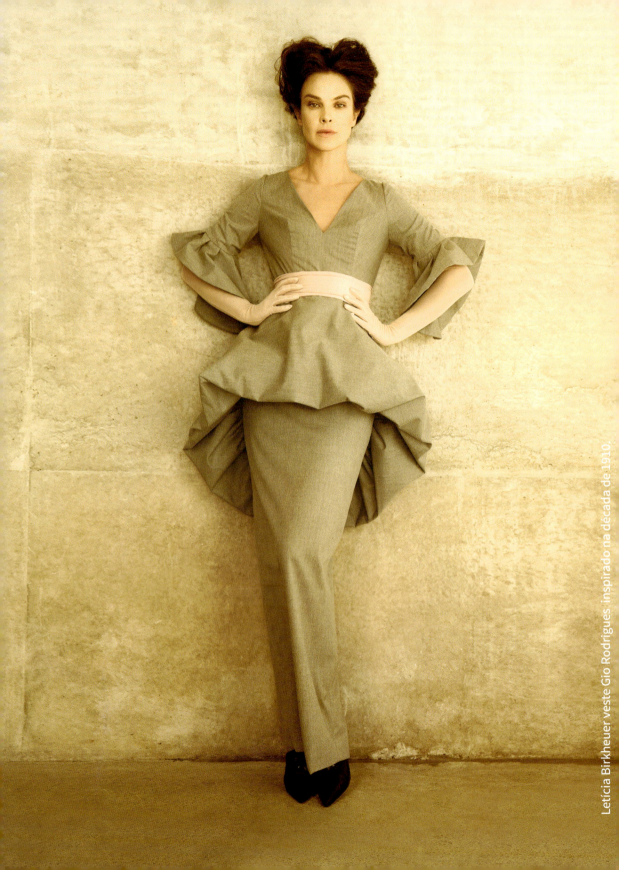

Letícia Birkheuer veste Gio Rodrigues inspirado na década de 1910.

1910

Principais características desta década

- Palavra-chave: simplicidade e roupas confortáveis;
- Primeira Guerra Mundial;
- Movimentos pelos direitos das mulheres (EUA, Partido Nacional da Mulher);
- Primeiro sutiã patenteado (1914, Mary Jacobs);
- Emancipação das mulheres após a guerra.

Cenário histórico

Até o início do século XX, mulheres "recatadas" não usavam maquiagem. Isso é diferente de dizer que não usavam cosméticos, como cremes faciais e produtos similares para melhorar a pele, não para mascará-la como faz a tinta. Mesmo nos anos 1910, o que chamamos de maquiagem hoje era associado a prostitutas, dançarinas e estrelas de cinema. Foi a tela do cinema que influenciou as mulheres a se reunirem na seção de beleza das lojas de departamento locais.

Logo na virada da década, em 1909, Gordon Selfridge criou o primeiro balcão de cosméticos para permitir que as mulheres "experimentassem antes de comprar"; na década de 1920, todas as farmácias e lojas de departamento do mundo tinham balcões de maquiagem. O estigma anterior ligado a maquiagem e "prostitutas" começa a ser rompido. As mulheres se sentem à vontade para ir em busca das últimas novidades em maquiagem.

A Primeira Guerra Mundial (1914-1918) é considerada por muitos historiadores um marco no início do século XX, com grande influência sobre as mulheres e seu desenvolvimento social. Como os homens haviam sido enviados para lutar nos campos de batalha, o papel e as responsabilidades das mulheres na sociedade mudaram. Elas tiveram de substituir os homens desaparecidos e fazer o trabalho destes: nas fábricas, com munição, em hospitais, no campo, dirigindo bondes, nos correios, em tarefas administrativas etc. Quando a paz foi restaurada, em 1918, as mulheres não mais dependiam de seus pais ou maridos. Essa barreira social foi quebrada para sempre.

À la garçonne

O fenômeno À la garçonne, ou Boyish look, sugere uma aparência "infantil masculina" e entra em voga na virada da década em 1919.

Pouco a pouco, espartilhos e vestidos longos são substituídos por saias confortáveis e roupas adaptadas às novas atividades e tarefas das mulheres. Costumava-se dizer que "enquanto a guerra fica mais longa, as saias ficam mais curtas!"

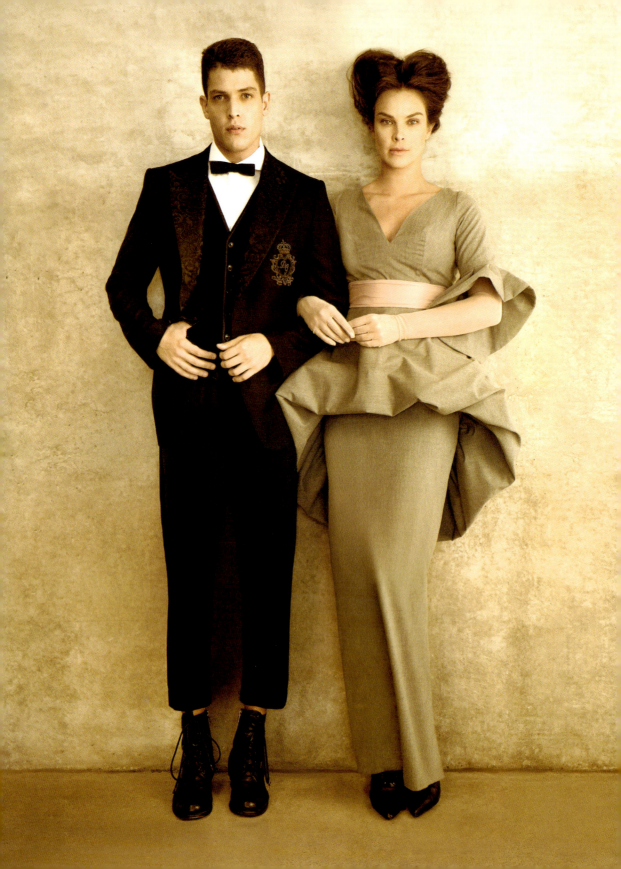

Cenário da moda 1910

O efeito direto da guerra nos estilos de moda foi ver tranças militares, cintos com fivelas e saias mais curtas em toda parte. Os vestidos e as saias ficaram mais curtos durante a Primeira Guerra Mundial por necessidade prática.

Principais musas da época

A era do cinema mudo durou do meio da década de 1890 até o final dos anos 1920. Centenas de atrizes floresceram principalmente nos Estados Unidos e na Europa. Nesse período as principais estrelas de cinema foram: Irene Castle, Mary Pickford, Gloria Swanson, Lillian Diana Gish, Marion Davis, Clara Bow, Greta Garbo, Mae Murray, Dorothy Gish, Bebe Daniels e Colleen Moore.

Maquiagem

No final do século XIX, a moda na Europa e na América do Norte se abre para a nova era dos cosméticos industrializados. Os fabricantes precisavam de produtos avançados para suas novas apresentações em frente às primeiras câmeras em preto e branco. Seu glamour finalmente ganhou força no início de 1900, quando as vendas de cosméticos subiram e atraíram cada vez mais a atenção das mulheres. Químicos, cosmetologistas, magnatas industriais e designers de moda rapidamente aderiram a essa nova indústria próspera e lucrativa, fazendo avanços incríveis no espaço de poucos anos.

Novos produtos, como batom (popularizado pela embalagem portátil de Maurice Levy, em 1915), Suntan (Coco Chanel, em 1920), Rímel (Maybelline, em 1917), tinturas de cabelo sintéticas (1907) e lápis de sobrancelha, deram aos estilistas munição para formar novos looks popularizados principalmente por atrizes famosas no palco e no cinema, assim como estrelas da música.

Antes da guerra, as mulheres usavam maquiagem minimalista que era acessível em farmácias e lojas (marcas como L'Oreal, Coty, Bourjois e Maybelline). Em 1915 a invenção do tubo de batom de metal foi uma adição bem-vinda à rotina de beleza da mulher que podia, então, simplesmente levar seu batom e retocá-lo conforme necessário. Stencils e traçadores labiais de metal ajudaram a garantir uma perfeita aplicação ao longo da linha dos lábios.

Principais características da beleza

Durante a guerra, era quase inapropriado usar maquiagem, pois não era prático. No final da guerra, quando as mulheres se tornaram mais independentes, o visual "vampiresco" era a tendência: olhos esfumados de Kohl, batom vermelho e sobrancelhas finas e arqueadas.

Pele: complexidade pálida (busca pela uniformidade no tom da pele), bochechas rosadas, uma pequena quantidade de batom e vaselina nas pálpebras eram o máximo de maquiagem a que se permitia na época.

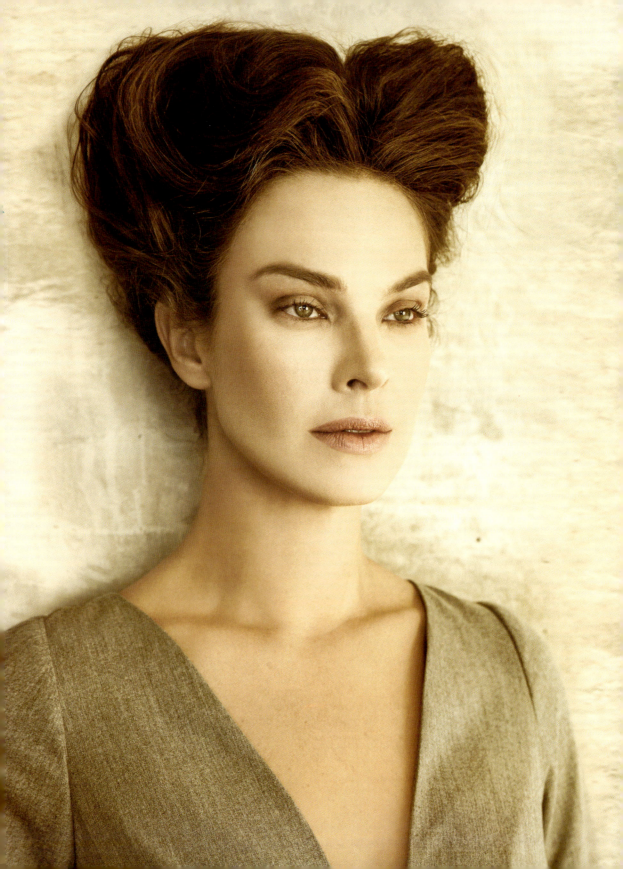

Cabelo

Por razões práticas, muitas mulheres tiveram de cortar o cabelo. O bob da estrela de cinema preto e branco Irene Castle era muito popular, tendência que explodiria na década de 1920. O híbrido entre o cabelo comprido e o curto era o cabelo "cortinado" (adotado pelos homens), que implicava penteados com cortes curtos no meio e cabelo caído sobre uma faixa usada no meio da cabeça, logo acima das orelhas. Esse penteado foi revivido nos anos 1970 pelo músico David Bowie, que, além de utilizar esse corte de cabelo, tingiu o cabelo de cor laranja.

Inspiração cromática

Cores brilhantes desapareceram e apenas cores sóbrias foram usadas enquanto a guerra se arrastava, pois todos haviam sido afetados pela morte de um ente querido.

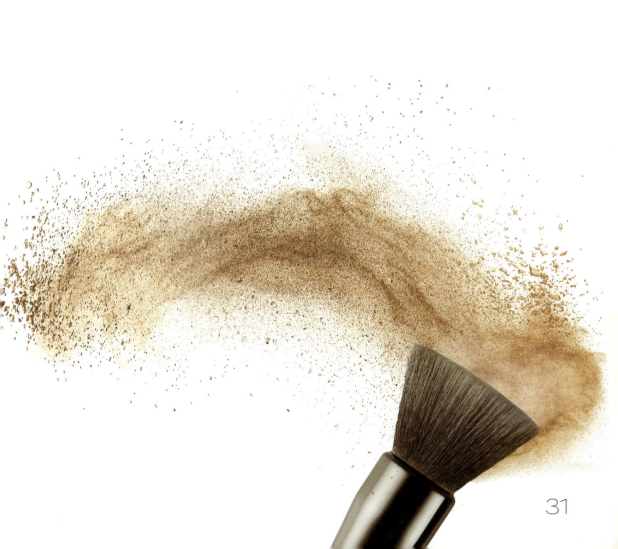

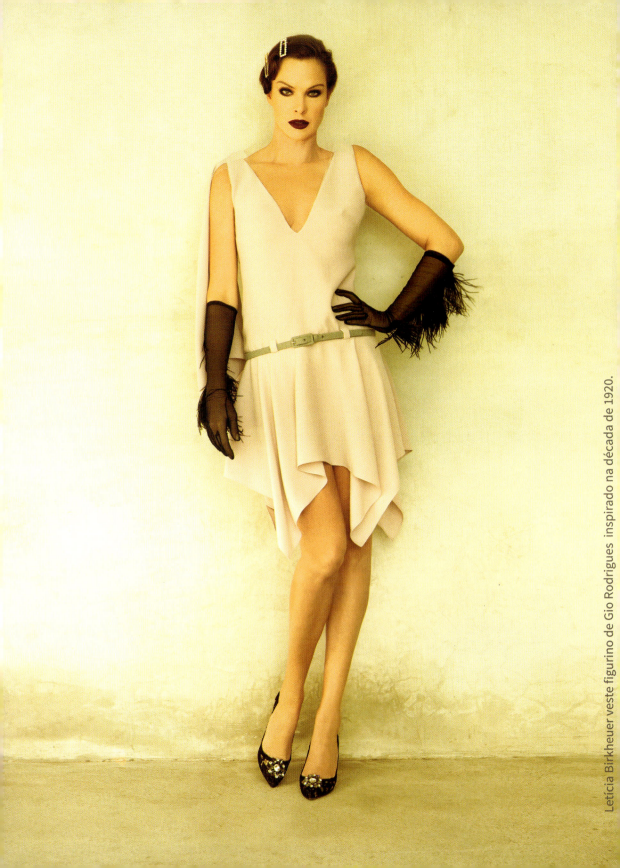

Leticia Birkheuer veste figurino de Gio Rodrigues inspirado na década de 1920.

1920

Principais características desta década

Cenário histórico

- 1918: Final da Primeira Guerra Mundial;
- Boom imobiliário na Grã-Bretanha e nos Estados Unidos leva a um aumento da propriedade imobiliária;
- A carnificina total e o resultado incerto da guerra causaram grande desilusão, e muitos começaram a questionar os valores e pressupostos da civilização ocidental;
- Desenvolvimentos econômicos, políticos e tecnológicos aumentaram a popularidade do estilo musical jazz nos anos 1920, uma década de crescimento econômico e prosperidade sem precedentes nos Estados Unidos;
- Afro-americanos foram altamente influentes na música e literatura dos anos 1920;
- A primeira entrega dos prêmios da Academia (Oscar) aconteceu no Hotel Roosevelt em Hollywood, honrando as realizações cinematográficas mais proeminentes de 1927 a 1928;
- O mercado de ações experimentou ascensão até sua ruptura em 1929;
- Fábricas em plena floração.

Cenário da moda 1920

Alta moda até os anos 1920 era privilégio das mulheres mais ricas da sociedade. Como a construção do vestido flapper[6] era menos complicada, a moda ficou mais acessível porque as mulheres conseguiam comprar modelagens para criar os próprios vestidos em casa. As imagens gravadas da história da moda depois dos anos 1920 refletem o que as mulheres comuns realmente usavam, não apenas a roupa dos ricos.

A silhueta masculina das mulheres de 1920

Após a Primeira Guerra Mundial (1914-1918) o vestido das mulheres se tornou mais masculino. Na década de 1920 as roupas femininas ficaram mais soltas e mais disformes em forma. O busto foi suprimido, a cintura desapareceu, os ombros ficaram mais largos, e o cabelo, mais curto. Quadris estreitos como os de meninos eram os preferidos. A silhueta enfatizava um peito achatado, e as curvas femininas foram sendo eliminadas à medida que a linha se tornava mais simplificada.

---

[6] Flapper é um termo típico dos anos 1920, que se referia ao novo estilo de vida de mulheres jovens que usavam saias curtas, aboliram o espartilho, cortavam os cabelos curtos – popularmente conhecidos como À la garçonne ou Bob (hoje também conhecido como Chanel), ouviam e dançavam de modo provocativo o jazz e o charleston e desacatavam a tradicional conduta feminina. Nos países de língua francesa e em outros países, elas eram conhecidas como garçonne, nos de língua inglesa, como flapper, e no Brasil, como melindrosa. Faziam das brincadeiras com homens um estilo de vida até então abominado como bons modos para as mulheres.

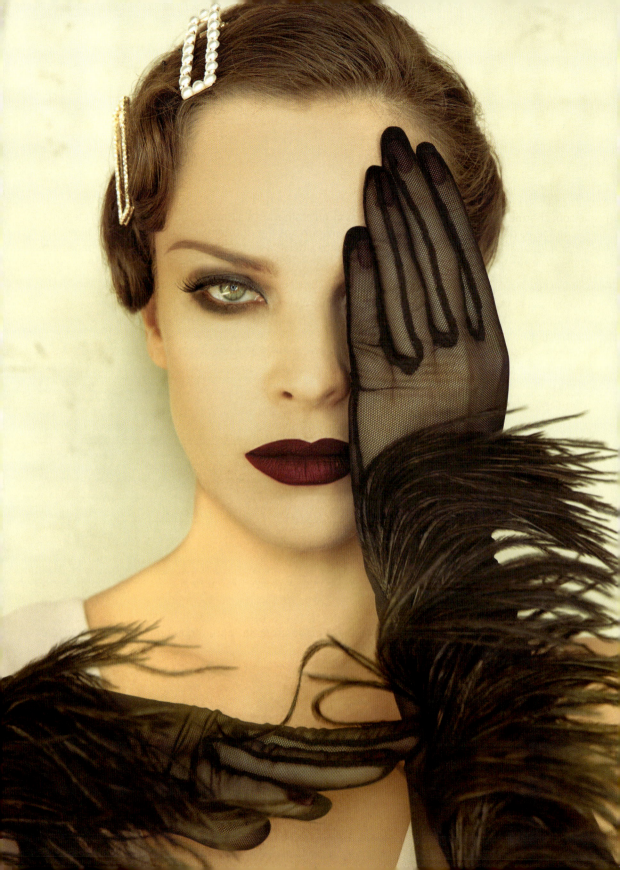

Gradualmente, os comprimentos das saias dos vestidos subiram de 45 cm a 50 cm a contar do chão. Foi uma época difícil para as antigas matronas da sociedade eduardiana, as líderes anteriores da moda, cujo estilo de vestir se tornava tão fora de moda quanto suas figuras arredondadas e seus rostos mais velhos.

Coco Chanel pode, sem dúvida, ser descrita como a "rainha da moda" dos anos 1920. A estilista francesa conseguiu mudar a moda, tornando-se uma das primeiras estilistas a criar roupas "mais folgadas" para as mulheres. Um dos principais visuais da década de 1920 foi notavelmente a "moda", que deu uma aparência andrógina à silhueta feminina.

Chanel inspirava-se em roupas masculinas, como ternos de marinheiro, transformando-as em algo chique e sofisticado. Ela usou materiais masculinos e ignorou a estrutura do espartilho dos anos 1920 para criar peças com charme de menino. O colar de pérolas virou assinatura e ajudou a manter a aparência elegante que as mulheres da época desejavam. Esse estilo inspirou os figurinos em ação no teatro e nos filmes de Hollywood. Chanel era uma mulher ocupada durante a década de 1920 e se concentrava não apenas em sua linha de moda, mas também no perfume Chanel Nº.5, que introduziu em 1922 e continua tão popular hoje, quase cem anos depois.

Principais musas da época

Os loucos anos 1920 evocam o estilo de vida agitado de certa parte da sociedade: os flappers — as moças elegantes e divertidas que rejeitaram as convenções sociais das gerações anteriores. Sua aparência distinta das melindrosas é a que associamos a essa década: o cabelo curto, a pele pálida, os olhos escuros e a boca no formato de cupido inspirado pelos filmes de cinema mudo.

> *Nos anos 1920 muitas mulheres copiavam os olhos e lábios escuros das estrelas do cinema mudo.*

Atrizes como Louise Brooks, Clara Bow, Mae Murray, Mary Pickford e Marie Prevost eram musas que inspiraram as mulheres nesses anos. No início do século, o uso da maquiagem era quase secreto, e esses ousados ícones de estilos da década de 1920 proveram essa ruptura que representou mudança e emancipação para as mulheres da época.

Maquiagem

Na década de 1920, a nova mentalidade e o regime de beleza realmente se instalaram no final da Primeira Guerra Mundial, com mulheres se tornando receptivas à maquiagem e se orgulhando disso. Livros e histórias de jornais eram então publicados com informações sobre como acompanhar as tendências de maquiagem e beleza.

As mulheres foram libertas das roupas restritivas e limitações sociais do início do século XX, e esse desenvolvimento refletiu-se nos estilos de cabelo e maquiagem da época. A década de 1920 foi a era do flapper, uma época em que garotas bonitas podiam ser provocadoras – pelo menos à noite!

No início, os produtos de beleza não tinham como principal foco mudar a aparência, apenas realçar a beleza natural de uma pessoa. Cremes faciais, loções e pós ajudaram a uniformizar o tom da pele.

A indústria de serviços e produtos de beleza para mulheres explodiu na década de 1920. A beleza tornou-se parte importante da vida das mulheres a tal ponto que os produtos de beleza saltaram drasticamente de algumas dezenas para cerca de 450 diferentes marcas em 1924. No final dessa década havia mais de 1.300 marcas e tonalidades de pó para o rosto, cerca de 350 rouges (hoje mais conhecidos como blush) e 100 batons vermelhos. Centenas de produtos faziam da indústria da beleza uma indústria de US$ 52 milhões. Em 1929 a indústria de estética tinha 18 mil salões de beleza somente nos Estados Unidos.

Principais características de beleza

Pele: a pele bronzeada tornou-se tendência. Elizabeth Arden criou produtos que ofereciam um tom bronzeado e brilho à pele. Embora as tonalidades ainda fossem limitadas, a pele tornou-se um grande negócio para as mulheres que queriam alterar sua aparência usando pó facial e rouge, que aplicavam com dois dedos em movimentos circulares na maçã das bochechas.

Olhos: o olhar esfumado ainda em voga também teve sua origem nos anos 1920. As mulheres ansiavam o efeito teatral dos olhos escuros e teatrais de Clara Bow. Para conseguir esse olhar, Kohl foi aplicado com os dedos como sombra dos olhos. Cores escuras, como o cinza, eram muito populares, mas as mulheres realmente amavam a ideia de combinar a sombra com a cor dos olhos, juntamente com um lápis delineador para marcar todo o olho. Nos últimos anos, a sombra em creme ficou disponível para compra.

Lábios: os lábios eram o ponto focal nesse período em que as mulheres queriam o arco perfeito do cupido. Lábios vermelhos foscos, também conhecidos como "lábios picados de abelha" e "bico de botão de rosa". O batom ficava dentro da linha dos lábios para manter uma aparência mais pura. O desenho do lábio inferior mantinha um aspecto completo enquanto o lábio superior uma, forma pontiaguda.

Sobrancelhas: as sobrancelhas foram moldadas em uma linha fina e curva com um ligeiro ponto para baixo na extremidade interna. Às vezes, o delineador era usado para marcar a sobrancelha.

Cabelo

Uma imagem andrógina com práticos cabelos curtos, como os das atrizes Irene Castle e Louise Brooks, era um dos estilos da época. Caso os cabelos fossem ondulados como o look ostentado por Theda Bara, as curvas eram resultado de um produto chamado Marcel Iron.[7]

Inspiração cromática

Em 1915, Theda Bara, estrela do cinema mudo, sintetizou o look feminino "mulheres vampiras" com sensualidade e melancolia. Na década de 1920, as mulheres haviam aprimorado o visual de "vampiro" no qual os olhos ganham contornos escuros em contraste com a pele de porcelana pálida e uma boca pequena e escura, em geral avermelhada.

Para os lábios, as cores mais populares eram vermelho escuro, vermelho ameixa, vermelho framboesa e carmim. Para os olhos, preto, azul marinho, marrom, cinza e verde escuro eram as tonalidades preferidas. Para o rouge, as cores mais populares eram papoula egípcia, botão de rosa, vermelhão escarlate, carmim e rosa.

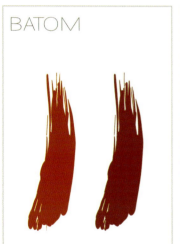
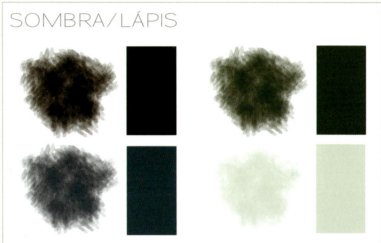
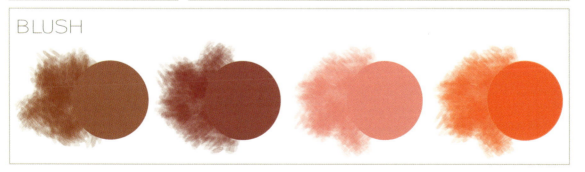

---

[7] Marcel Iron foi um frisador de cabelo inventado por Marcel Grateau que definiu a moda do final do século XIX e início dos anos 1920.

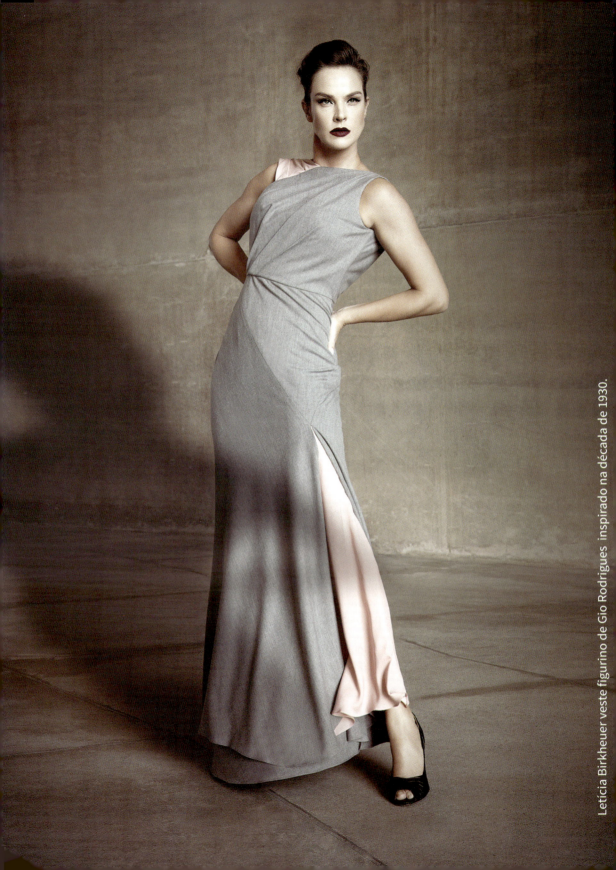

Letícia Birkheuer veste figurino de Gio Rodrigues inspirado na década de 1930.

1930

Principais características desta década

A crise econômica que começou nos Estados Unidos em 1929 logo afetou o resto do mundo. Como a Grã-Bretanha e a Europa Continental ainda não haviam se recuperado totalmente da Primeira Guerra Mundial, o efeito não foi sentido de modo tão drástico quanto nos Estados Unidos, que na década de 1920 desfrutaram de um período de diversão e excesso: a era do jazz. Apesar disso, as vendas de cosméticos cresceram nos dois lados do Atlântico.

Cenário histórico

- A década inteira é marcada por desemprego e pobreza generalizados. A Grande Depressão é considerada o ponto de partida para a queda dos preços das ações em 4 de setembro de 1929 e, em seguida, o crash da Bolsa de Valores em 29 de outubro de 1929, conhecido como Black Tuesday, que durou grande parte da década de 1930;
- Adolf Hitler e o Partido Nazista ascenderam ao poder na Alemanha em 1933, formando um regime fascista comprometido em repudiar o Tratado de Versalhes, perseguir e remover judeus e outras minorias da sociedade alemã, expandir o território da Alemanha e se opor à disseminação do comunismo;
- 1930: Inovação na indústria do cinema pela Warner Brothers, que lançou o primeiro filme em tela cheia lançando mão de recursos de sincronismo do som e sequências de cores;
- Em 1935, a Eastman Kodak cria o Kodachrome, primeiro filme colorido. No ano seguinte, o primeiro serviço regular de televisão de alta definição (então definido como pelo menos 200 linhas) da BBC, sediado no Alexandra Palace, em Londres, inicia oficialmente a transmissão;
- Início da Segunda Guerra Mundial, um conflito militar global que durou até 1945.

Cenário na moda

Os anos 1930 são uma década esquecida entre a moda e a turbulência econômica da Grande Depressão. Em razão da crise econômica, os projetistas foram forçados a reduzir os preços de roupas para manter seus negócios em operação, especialmente aqueles que trabalham em casas de alta-costura. Os designers também foram forçados a usar tecidos e materiais mais baratos. Muitas mulheres sabiam costurar e podiam reproduzir suas próprias roupas a partir de moldes.

Assim, o vestuário tornou-se mais acessível e houve também uma continuação da produção em massa, que estava crescendo em popularidade desde a década anterior. A década de 1930 possibilitou que mulheres de todas as classes e origens sociais estivessem na moda, independentemente do poder monetário. Com os preços baixos nos tipos de tecidos utilizados para o design, novas invenções, como o zíper, tornaram as peças mais rápidas e baratas de fazer. Isso também foi motivado pelo aumento das mulheres que ingressaram na força de trabalho, ao lado da ascensão da garota de negócios, pois elas ainda podiam vestir-se bem e manter o estilo.

Os anos 1930 foram o da descoberta da vida ao ar livre, dos banhos de sol e do esporte. A classe alta procurava lugares à beira-mar para passar as férias. Segundo as exigências das atividades esportivas e sociais, as roupas de banho diminuíram, as cavas aumentaram, e os decotes chegaram até a cintura, oferecendo assim maior movimento às pessoas.

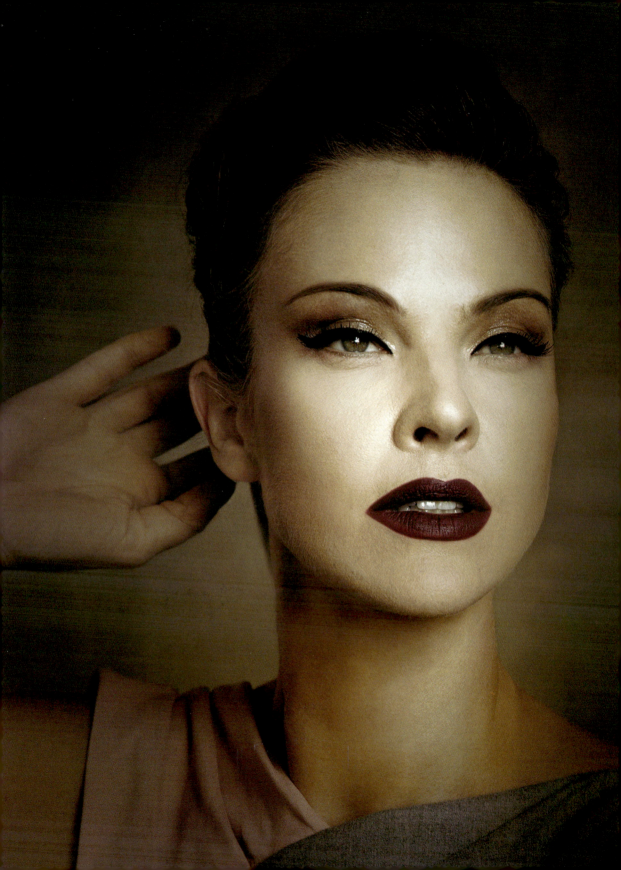

Principais musas da época

Os brilhantes filmes de Hollywood da década de 1930 ofereceram escapismo a uma população nas profundezas de uma longa depressão econômica.

No início da década, o visual de maquiagem da mulher dos anos 1930 estava se tornando muito mais refinado, de certa maneira por muito mais influência de Hollywood.

Revistas apresentavam guias de beleza das estrelas e dos gurus da maquiagem que influenciaram milhares de pessoas, como Max Factor – que pessoalmente trabalhava com algumas das maiores atrizes do período, como Myrna Loy, Greta Garbo, Mae West, Jean Harlow, Constance Bennett, Gilbert Adrian, Tallulah Bankhead, Paulette Goddard, Vivien Leigh, Ingrid Bergman, Marlene Dietrich, que atuava desde a época do cinema mudo, a exótica Josephine Baker e a inesquecível Carole Lombard.

Maquiagem

Nos anos 1930, as mulheres se inspiraram nas glamorosas atrizes de Hollywood que idolatravam. Nessa década, elas estavam entusiasmadas por experimentar mais na aparência e no estilo pessoal por meio da moda e da maquiagem. *The British Daily Mail*[8] relatou que a venda de batons aumentou de uma unidade em 1921 para 1.500 unidades em 1931. E Helena Rubinstein lançou o primeiro rímel comercial à prova d'água em 1939.

As mulheres estavam começando a contornar os olhos para ampliar o olhar e embelezar suas bochechas com rouge de dia. O rouge também servia para contornar seus rostos por meio de uma técnica de triangulação do rosto. A técnica consistia em traçar um efeito triangular do canal lacrimal para fora e para além da borda natural do olho.

As cores populares nessa época eram azul, verde, rosa e roxo, que se aplicavam levemente e em forma de pera para fora do olho natural. De modo diferente do passado, o rímel agora era aplicado nos cílios inferiores para criar olhos e contornos perfeitos.

Na década de 1930, o mercado recebe novos produtos e novas cores, e em 1938 inicia-se um ato federal nos Estados Unidos para regularizar e oferecer aos consumidores proteção contra o uso de substâncias nocivas à pele.

---

[8] *The British Daily Mail* é um jornal britânico, um tabloide publicado inicialmente em 1896.

Principais características da beleza

Pele: as mulheres passaram a contornar seus rostos e adotar uma técnica de triangulação com o rouge. Conforme a técnica, traçava-se um efeito triangular do canal lacrimal para fora e para além da borda natural do olho. Embora Coco Chanel tivesse providenciado seu bronzeado na Riviera, um símbolo de status na década de 1920, as deusas do filme mantinham sua pele extremamente pálida e inspiravam as mulheres. Para alcançar esse tom, elas utilizavam pó branco ou marfim, ou pó de arroz. Em revistas as mulheres aprendiam a aplicar o blush de acordo com o formato de seus rostos.

Olhos: a paleta de cores das sombras também fica mais ampla. Para os olhos, as cores azul, verde e marrom são mais populares, mas não são tons tão escuros como os da década anterior. As sombras eram aplicadas sobre as pálpebras, mas às vezes eram aplicadas até as sobrancelhas. Lápis de contorno para os olhos também era utilizado em diversas cores.

Lábios: na maquiagem os lábios continuaram a ser desenhados com o intuito de parecerem menores, mas sem forçar a forma da boca de cupido dos anos 1920. A gama de cores dos batons aumenta na década de 1930, e o vermelho, o coral e o framboesa passam a ser as cores mais populares.

Sobrancelhas: finíssimas e perfeitamente arqueadas, com inspiração no visual de Marlene Dietrich, que raspou suas sobrancelhas radicalmente e as redesenhou perfeitamente com um lápis.

Cabelo

Ainda influenciados pela década de 1920, os cabelos se mantinham curtos até a altura do queixo, principalmente no início da década, ou um pouco mais longo acima dos ombros, especialmente na segunda metade da década. Cachos e ondas bem-definidas estavam em voga e eram usados por muitas atrizes da época, que eram força inspiradora para as mulheres da época.

Inspiração cromática

BATOM

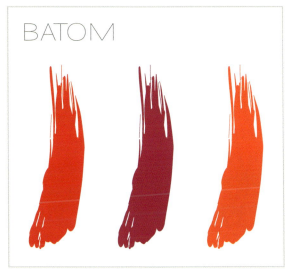

BLUSH

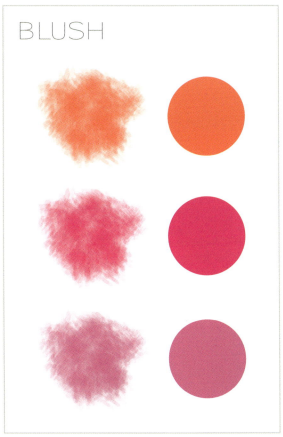

SOMBRA/LÁPIS

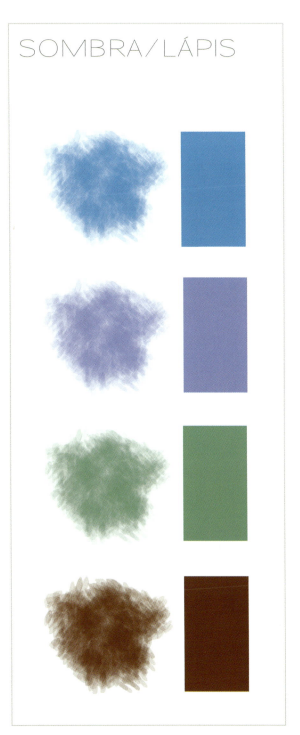

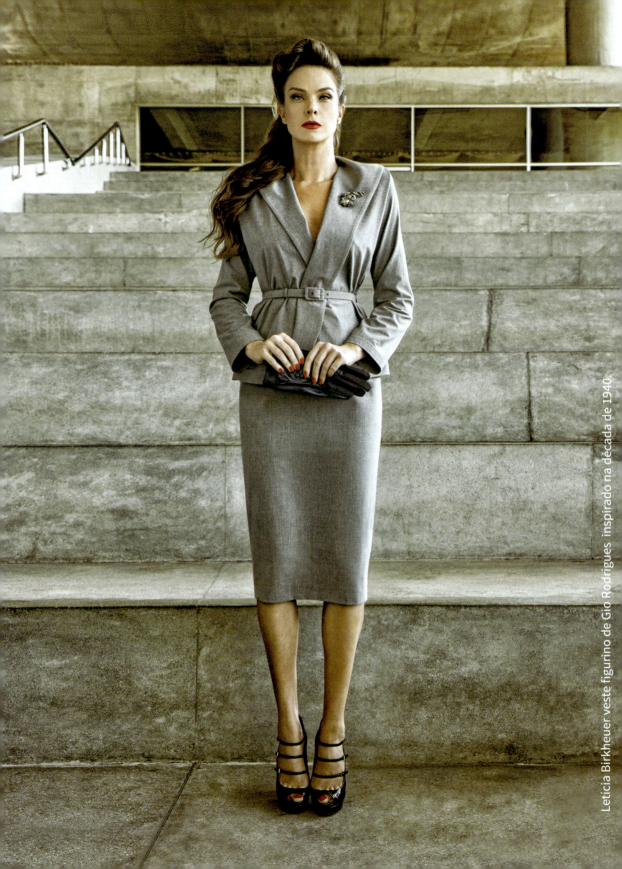

Letícia Birkheuer veste figurino de Gio Rodrigues inspirado na década de 1940.

1940

Principais características desta década

Cenário histórico

- A década de 1940 é marcada pela Segunda Guerra Mundial, entre 1939-1945;
- Nessa época, o artista Joseph Cornell, inspirado em Max Ernst, cria um estilo em arte chamado Surrealismo;
- O presidente do Brasil Getulio Vargas é deposto por tropas do exército, e o general Eurico Gaspar Dutra assume seu lugar;
- 1946: IBM lança uma avançada máquina de calcular, chamada de Eniac (Computador e Integrador Numérico Eletrônico), primeiro computador digital eletrônico produzido em grande escala para o exército dos Estados Unidos;
- 1946: Lançamento do primeiro Festival de Cinema de Cannes, na Riviera Francesa;
- 1948: ONU (Organização das Nações Unidas) aprova a Declaração dos Direitos Humanos, documento que define as liberdades fundamentais.

Cenário na moda

O principal tipo de vestido para uso diurno na década de 1940 exibia uma figura em forma de ampulheta com ombros largos. Tops de cintura alta ou blazers com a cintura bem definida eram combinados com saias com bainha chegando até o joelho. Muitas celebridades diferentes abraçaram esse tipo de estilo, entre as quais Joan Crawford, Ginger Rogers, Barbara Stanwyck e Ava Gardner.

Por influência da guerra, a roupa tornou-se utilitária e prática nesse período. Até então, calças eram consideradas artigos masculinos, mas também eram utilizadas por mulheres que trabalhavam em fábricas. Com o passar do tempo, as fábricas começaram a fazer calças para mulheres com tecidos como algodão, jeans ou lã para seu dia a dia. As roupas íntimas femininas tornaram-se a alma da moda nos anos 1940 porque conservavam a silhueta de ampulheta com linhas suaves.

Apesar do impacto provocado pela crise econômica, os mais ricos ainda conseguiam pagar e manter-se com os designs mais sofisticados ou mais cobiçados, preservando seu estilo de vida. As principais revistas de moda da época, incluindo a *Vogue*, continuaram a atender as mulheres elegantes e ricas dos anos 1930, não deixando de relatar as tendências mais populares naquele período. E os vestidos de noite continuavam glamorosos.

As dificuldades da Segunda Guerra Mundial não impediram que a década de 1940 fosse marcante para novas silhuetas e estilos, muitos dos quais ainda adotamos. De Joan Crawford a Bette Davis, Rita Hayworth e Doris Day, mapeamos o estilo icônico e as principais tendências da época, que abriram caminho para a moda dos anos 1950.

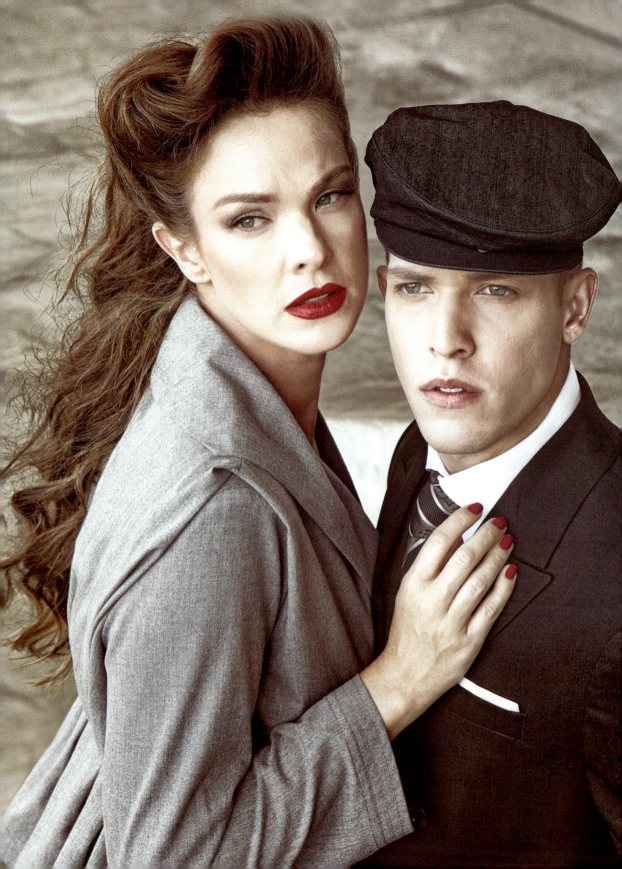

Quando se trata da moda dos anos 1940, a nova silhueta inovadora de Christian Dior[9] redefiniu o estilo pós-guerra das mulheres e revigorou a indústria da moda na França depois de alguns anos difíceis. A coleção era composta de lindíssimas saias e jaquetas que afinavam a cintura, tornando a silhueta mais feminina. Esse estilo foi batizado de *new look* depois de um comentário da editora Carmel Snow[10] da *Harper's Bazaar*, em 1947. Ela exclamou: "Meu querido Christian, seus vestidos têm um ar de *new look!*". O *new look* era concebido, basicamente, por saias amplas quase até os tornozelos, cinturas bem marcadas e ombros naturais. Era a volta da mulher feminina e elegante.

O vestuário diário das mulheres dos anos 1940 era recatado e discreto, mas muito valorizado em termos de acessórios e novas estampas. Entre estas podemos citar leopardo e paisley, já os acessórios ficavam por conta de joias, cintos e lenços. Havia um prestígio notável na moda das estrelas de cinema de Hollywood.

Principais musas da época

O cinema continua sendo uma forma de entretenimento e escapismo durante a guerra. Todos os avanços tecnológicos em som e imagem na década de 1930 propiciaram que a década de 1940 fosse o berço da verdadeira era das estrelas de cinema. Aliados ao clima de guerra e racionamento de materiais ocasionado pela Guerra, esses fatores se uniram para criar um novo visual difundido pelas estrelas: elegante, simples, colorido e juvenil. Hollywood torna-se sinônimo de glamour.

Entre as atrizes internacionais mais belas e bem-sucedidas da época que influenciaram a moda e o estilo estão: Ava Gardner, Ann Sheridan, Barbara Stanwyck, Bette Davis, Betty Grable, Doris Day, Katharine Hepburn, Hedi Lamarr, Ginger Rogers, Grace Kelly – a princesa de Mônaco –, Ingrid Bergman, Joan Crawford, Lauren Bacall, Veronica Lake, Lucille Ball, Olivia de Havilland, Rita Hayworth, Vivien Leigh e Lena Horne, que também era cantora. Foi também nos anos 1940 que Marilyn Monroe surgiu nas grandes telas dos cinemas.

---

[9] Christian Dior (1905-1957) foi um importante estilista francês e fundador da empresa de vestuário Christian Dior, uma das mais famosas marcas de moda em todo o mundo. Ele transformou a maneira de se vestir após a Segunda Guerra Mundial e criou o estilo dos anos 1950. Quando todos previam simplicidade e conforto, ele propôs luxo e feminilidade extrema, copiados por mulheres do mundo inteiro.

[10] Carmel Snow (1887-1661) foi uma influente editora de moda da revista norte-americana *Harper's Bazaar* entre 1934 e 1958.

Maquiagem

Elementos-chave que influenciaram a beleza nessa época foram a guerra e Hollywood. Nesse período muitos dos prazeres mais frívolos da vida, incluindo a maquiagem, tiveram de ficar para trás na produção. No entanto, isso não significava que as mulheres estivessem menos entusiasmadas com o pensamento de glamour e melhor aparência. Na verdade, as mulheres abraçaram sua feminilidade e continuaram a usar maquiagem, ainda que trabalhassem em tempo integral substituindo os homens que tinham ido para a guerra; elas guardavam o desejo de produtos de beleza de longa duração e portáteis – uma novidade para a época.

Mulheres eram encorajadas desde a adolescência a colocar maquiagem para levantar a moral e apoiar a guerra. Como a matéria-prima e os produtos se tornaram difíceis de encontrar, a indústria passou a criar embalagens em papel, em vez de metal ou plástico, e elas eram encorajadas a utilizar misturas caseiras ou improvisar para atingir o efeito das imagens das atrizes que admiravam. Na falta de rouge, o batom servia para corar as maçãs das bochechas. Na falta de batom com brilho, um pouco de vaselina poderia ser aplicado sobre os lábios. Na Inglaterra, onde os racionamentos com relação à maquiagem perduraram até o final da década, as mulheres improvisaram com suco de beterraba para manchar os lábios.

As empresas de cosméticos sempre recorriam às atrizes no momento de promover seus produtos. A cada lançamento de filme, as empresas prometiam o look da atriz com o uso de cosméticos especialmente os batons.

A importância da maquiagem para levantar a moral ficou evidente em décadas seguintes, época em que esse efeito foi definido como *the lipstick effect* – efeito batom: se as mulheres se mostram bonitas, então se sentem melhores.

Com o pós-guerra, embalagens de maquiagem comemorativas foram lançadas, e, aos poucos, até o final da década, a demanda foi restabelecida em todo o mundo.

Principais características da beleza

Pele: a complexidade pálida e suave da pele era desejada. Para conseguir esse efeito, a base deveria ser um tom abaixo do tom da pele e se aplicava pó por cima. Ao contrário da década de 1930, as sobrancelhas eram cheias e desenhadas a lápis e os lábios, saturados e em tons de vermelho. Os lábios podiam ser brilhosos, mas as demais maquiagens eram matte e suave.

Olhos: a maquiagem dos olhos também se manteve muito simples nessa época, com apenas um toque de cor neutra sobre as pálpebras e um toque de rímel nos cílios para criar uma vibração suave. As sobrancelhas, porém, é que atraíram maior atenção, pois agora estavam mais cheias, mais grossas e mais arqueadas do que na década anterior. Na maioria das ocasiões, os olhos permaneciam naturais, cobertos com rímel nos cílios superiores e um delineador marrom nas pálpebras. Caso houvesse sombra, essa era cinza claro ou marrom e se aplicava nas pálpebras superiores. As atrizes tinham uma maquiagem mais trabalhada e costumavam utilizar sombra nos tons azuis, marrons quentes e cinzas.

No final da década de 1940, o delineador usado ao longo da linha superior do cílio foi ficando mais popular, e tons de sombra mais vibrantes foram desenvolvidos em razão de a guerra ter terminado com tons suaves de verde e azul ao lado dos neutros mais tradicionais.

Blush: na época conhecido como rouge, era disponível em creme ou pó. Coral, framboesa suave e rosa suave eram tons utilizados, mas sem excessos.

Lábios: havia toda uma gama de batons em tons vermelhos, em todas as variações imagináveis, do escarlate ao vermelho alaranjado. A aparência geral dos anos 1940 foi, sem esforço, glamour sutil, e nenhuma mulher foi vista sem o seu batom vermelho, pois ele era essencial. Os lábios também estavam mais cheios, e a aplicação do batom ultrapassava ligeiramente a forma natural dos lábios. O maquiador da Max Factor criou lábios vermelhos exagerados na atriz Joan Crawford para uma propaganda, e esse estilo foi copiado por milhões de mulheres em todo o mundo.

Cabelo

Nessa década cerca de 80% das mulheres na Europa e nos Estados Unidos estavam empregadas em fábricas durante a guerra, então, por segurança, os cabelos era mantidos presos longe do rosto. As estrelas de Hollywood promoviam cabelos mais glamorosos, em geral ondulados. Como a grande maioria das mulheres não tinha condições financeiras de obter esse visual no salão, elas tratavam de ondulados em casa com bobs de cabelo ou grampos.

Inspiração cromática

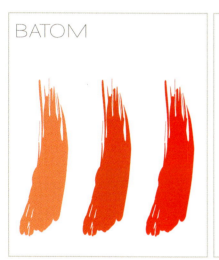

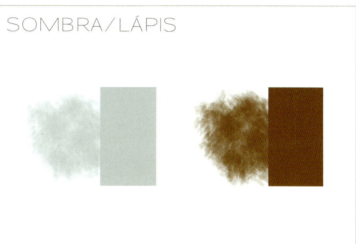

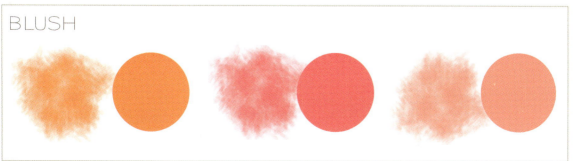

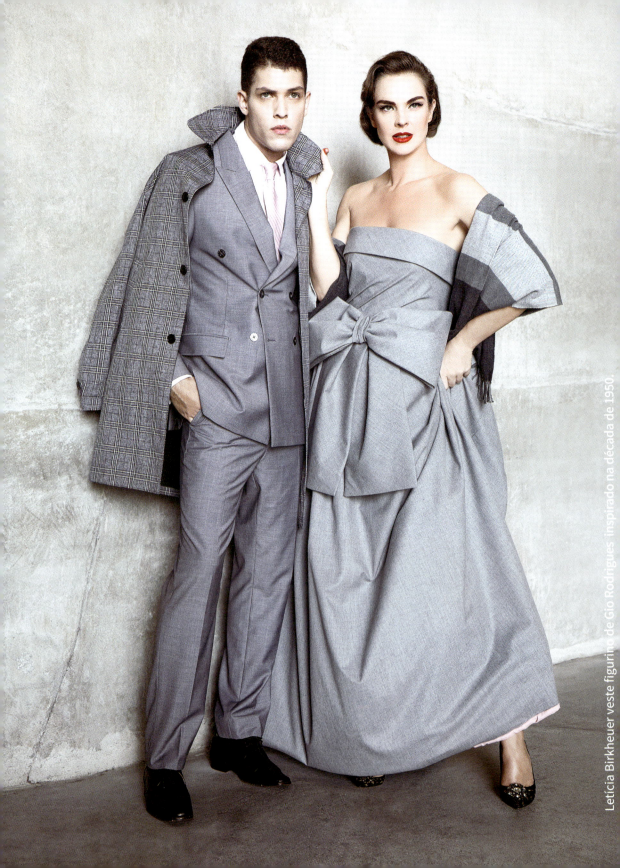

Letícia Birkheuer veste figurino de Gio Rodrigues inspirado na década de 1950.

1950

Principais características desta década

A década de 1950 foi o início das rápidas mudanças que seriam vistas nas duas décadas seguintes. A Grande Depressão vinha se tornando uma fraca lembrança, as famílias estavam se mudando para os subúrbios e as crianças assistiam à TV em aparelhos de 12 polegadas em preto e branco. Os tempos eram mais suaves, com pouca violência, a revolução do consumo estava prestes a começar em grande escala, e o homem tornou-se o único provedor da casa novamente.

Cenário histórico

- Conflitos da Guerra Fria, com influência das superpotências rivais da União Soviética e dos Estados Unidos;
- O Diners Club emite os primeiros cartões de crédito;
- Oito milhões de lares nos Estados Unidos com televisores;
- NASA é criada;
- Rock and roll surge em meados da década;
- 1950: Processo de descolonização inicia na África;
- 1950-1953: Guerra da Coreia começa quando a Coreia do Norte invade a Coreia do Sul;
- 1953-1959: Revolução de Cuba;
- 1953: Coroação da Rainha Elizabeth na Inglaterra;
- 1955: A Guerra do Vietnã começa em 1955;
- 1956: Brasília é construída em 41 meses para se tornar capital em 1960;
- 1957: Mercado Comum Europeu – As Comunidades Europeias (ou Mercados Comuns), precursoras da União Europeia, são estabelecidas com o Tratado de Roma.

Cenário na moda

A moda sempre foi sinônimo de mudança, e a transição de estilo dos anos 1940 para os anos 1950 foi bastante radical.

No pós-guerra, a moda dos anos 1950 mudou o estilo dos salões para o estilo das ruas, já que invenções em tecidos de fácil manutenção e sistemas de fabricação mais rápidos possibilitaram que novas silhuetas pudessem ser feitas para as massas.

Ter acesso às últimas tendências não era mais um privilégio reservado aos ricos e, embora as pessoas não tivessem chegado ao auge do estilo de rua dos anos 1960, a moda se tornou mais acessível que nunca.

A moda nos anos 1950 foi, sem dúvida, uma das favoritas da indústria. As indústrias da moda e do cinema estavam muito conectadas nesse período. Audrey Hepburn e Givenchy, por exemplo, deram colaborações geniais, e essa parceria ajudou a forjar a moda dessa época.

Foi uma era de grandes ícones de moda e beleza, como as novatas Marilyn Monroe, Brigitte Bardot e Audrey Hepburn. Elas foram as primeiras a mostrar ideias como o biquíni[1] e o *new look* (1947) da Christian Dior. O *new look*, apesar de ter sido revelado em 1947, é a silhueta que define a década de 1950 nos guarda-

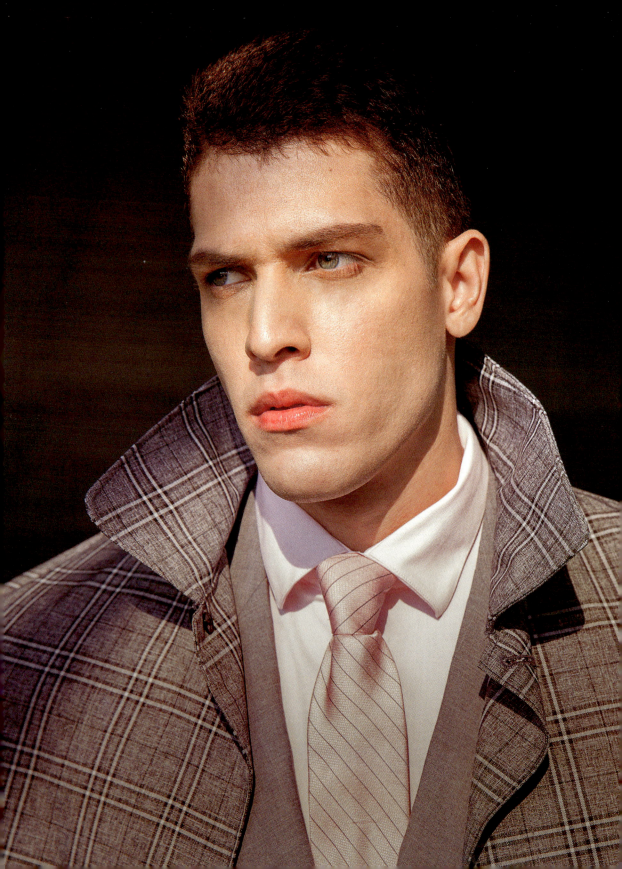

-roupas femininos. A silhueta de ampulheta anunciava uma nova era de feminilidade e, depois de anos de opressão de moda e racionamento de tecidos durante a Segunda Guerra Mundial, a feminilidade estava de volta, mais bela do que nunca.

Outro designer que influenciou o estilo da década foi Balenciaga. As curvas de seus modelos ofereceram mais fluidez e conforto ao look feminino. Chanel, que já havia ditado a moda nos anos 1920 e 1930, continuava a ser uma referência na década de 1950 quando lançou o terninho que continua sendo reinventado a cada estação.

Principais musas da época

Os anos 1950 são conhecidos como a era de ouro da televisão. As vendas de televisores aumentaram tremendamente nessa época: 4,4 milhões de famílias na América tinham um aparelho de televisão. Os americanos dedicaram a maior parte do seu tempo livre a assistir a transmissões televisivas.

As pessoas passavam tanto tempo assistindo à TV que isso refletiu na diminuição da audiência do rádio e do cinema, mas não chegou a afetar negativamente a indústria cinematográfica, que inclusive começou as projeções em 3D nessa época para concorrer com os programas televisivos. O glamour dos anos 1950 ainda hoje é associado ao tapete vermelho do Oscar.

A televisão revolucionou a forma como os americanos se viam e percebiam o mundo ao seu redor. Ela passou a orientar todos os aspectos da cultura americana, a afetar o que vestiam, a influenciar a música que ouviam, o que comiam e as notícias que recebiam como impacto no comportamento social.

Gentlemen prefer blondes (Os homens preferem as loiras) lançou a carreira da Marilyn Monroe em 1953, com isso uma sensação internacional, um símbolo sexual e ícone de estilo nasceu. A atriz é um dos maiores e mais reconhecidos ícones de moda e beleza de todos os tempos, e definiu o glamour por toda uma geração quando cantou "Diamonds are a girl's best friend" (Diamantes são os melhores amigos de uma garota).

Todos também saudaram o estilo da rainha Elizabeth, em 1953, quando mais de 20 milhões de pessoas fiéis à moda sintonizaram para assistir à coroação da rainha e, talvez mais importante, para ver o vestido de Norman Hartnell. Enquanto o vestido de casamento de sua mãe foi um dos maiores momentos da moda da década de 1920, o momento em que ganhou o trono foi ainda mais importante nos anos 1950. Elizabeth também não decepcionou ao trajar joias e uma capa de borla dourada com bordados ricos que refletiam grande opulência e poder — "mais é mais" — em seu grande dia.

Outro casamento real que chegou a inspirar uma futura noiva real — Kate Middleton — foi o da atriz Grace Kelly com o príncipe Rainier III de Mônaco, em 1956. As roupas da atriz foram algumas das mais comentadas (e copiadas) da década. O vestido é até hoje citado como um dos mais memoráveis e elegantes de todos os tempos e ganha status de arte por estar exposto no Museu de Arte da Filadélfia.

Entre musas que merecem destaque estão Brigitte Bardot, que rouba a cena com seu biquíni[11] floral no festival de Cannes, em 1953. A pin-up italiana Sophia Loren fez seu primeiro papel em Aida, em 1953, mesmo ano em que Audrey Hepburn estreou na comédia romântica Roman Holiday. Audrey teve seu figurino criado pela casa Givenchy e as colaborações de Hepburn e Givenchy ajudaram a moldar a moda dos anos 1950.

---

[11] O biquíni foi inventado em 1946, e, em meados dos anos 1950, cada estrela de cinema que merecia o status de bombástica estava ganhando as manchetes ao desfilar o novo estilo picante na praia. Mas foi Brigitte quem trabalhou primeiro, garantindo o status do biquíni como item de moda obrigatório — e sua própria carreira futura no processo.

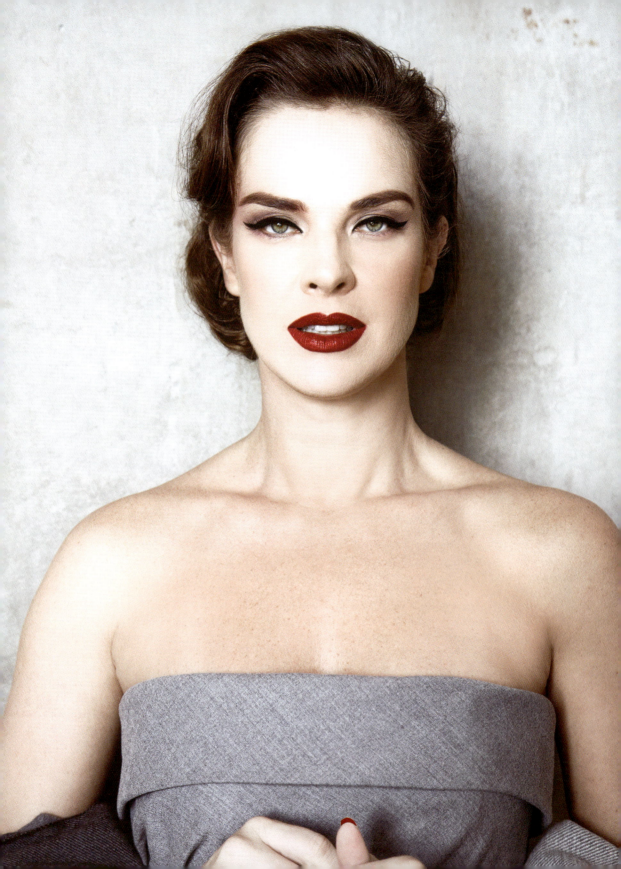

Outros nomes importantes da década são: Doris Day, Ava Gardner, Elizabeth Taylor, que já estava nas telas de cinema ainda adolescente nos anos 1940, Natalie Wood, que também iniciou como atriz mirim nos anos 1940, Anita Ekberg, Lauren Bacall, Kim Novak, Gina Lollobrigida e Jayne Mansfield, uma das primeiras playmates da revista *Playboy* conhecida como a grande rival de Marilyn Monroe, entre outras, valendo ressaltar os nomes da atriz porto-riquenha Rita Moreno e da atriz afro-americana Eartha Kitt.

Nos anos 1950, as modelos começam a competir com as atrizes pelo endosso das maquiagens. Nomes de destaque são os das modelos Fiona Campbell-Walter, Dorian Leigh e Suzy Parker, esta uma das melhores modelos da década e talvez a mais famosa por ser o rosto da Revlon. Ela foi a primeira modelo a ganhar US$ 100 mil por ano.

Maquiagem

Todas as restrições com relação a materiais durante a década anterior começavam a ser normalizadas, assim um maior número de cores e produtos de beleza passam a ser fabricados. A formulação e o acabamento de produtos de beleza populares estavam se tornando mais inovadores também com a introdução de paletas de sombras e paletas de batom à prova de beijo, de longa duração, que continham uma mistura de cores foscas e cintilantes.

Além de uma estética perfeita, a maquiagem na década de 1950 é creditada ao casamento das melhores tendências dos anos 1940 (batom vermelho) e 1960 (delineador líquido) para criar um look de beleza que se mantém desejável.

No cinema, os processos de colorização foram se sofisticando e as mulheres puderam finalmente ver as cores exatas que as suas celebridades preferidas, como Marilyn Monroe e Grace Kelly, usavam; a capacidade de emular esses tons arrojados era agora mais fácil do que nunca.

O batom era uma peça-chave da maquiagem, e as cores variavam do vermelho Marilyn Monroe a tons vibrantes de rosa e alaranjados. As cores dos lábios nessa década foram dominadas por dois tons de destaque: o laranja-vermelho e o rosa escuro. Mas uma coisa era clara: as mulheres adoravam batom. Uma pesquisa realizada em 1951 revelou que dois terços das mulheres usavam batom regularmente, e essa obsessão não diminuiu durante toda a década. Novas formulações entraram no mercado, mas nenhuma delas foi tão memorável quanto o batom "à prova de beijo", cujo famoso slogan era "Fica em você, não nele!".

Notamos também mais enfâse nos olhos. Os olhos de gato, introduzidos no início da década, foram vistos em todas as estrelas de cinema nessa época. Os olhos eram delineados no topo e no centro e puxados nos cantos. Acredita-se que esse estilo tenha se originado na França. A maquiagem perfeita para os olhos foi sempre acompanhada de muito rímel e as sobrancelhas foram igualmente definidas.

Principais características da beleza

O estilo da década de 1950 dá a sensação do frescor da época.

Pele: ao contrário da década anterior, a pele na década de 1950 usava bases espessas e pesadas, foscas e de longa duração. A base servia quase como uma máscara, criando um acabamento completamente perfeito e uniforme. O tom de pele mais desejável era um marfim cremoso, e a pele sempre terminava com um pó cor de pêssego e um toque de blush rosado, coral ou pink nas maçãs do rosto.

Sobrancelhas: sobrancelhas começaram a ser mais escuras, angulares e delineadas e mais proeminentes do que na década de 1940. Às vezes um arco alto era preferido. Outra opção era o estilo da sobrancelha de Audrey Hepburn, arqueada no centro e para fora, similar a um olhar mandarim. Algumas empresas produziram até estênceis de sobrancelhas para ajudar as mulheres a criarem uma forma forte e pontiaguda. Cílios postiços podiam ser usados.

Sombra: verde, azul e marrom continuam sendo cores populares para sombras. Os olhos poderiam ser delineados com lápis ou esfumados com sombra. Tons de sombra pastel também eram incrivelmente populares. Azuis pálidos, lilases, verdes e pêssegos foram usados sobre a parte superior durante o dia e intensificados para eventos noturnos, levando a cor até a sobrancelha.

Lábios: entre as cores mais famosas da década estavam a fire and ice (fogo e gelo), um exuberante e apaixonado vermelho, e love that pink (amo aquele rosa), ambos da Revlon, assim como a Elizabeth Arden's Pink (rosa da Elizabeth Arden).

Tanto na moda convencional quanto na subcultura adolescente, a indústria cinematográfica hollywoodiana e a indústria da música popular foram grandes agentes influenciadores dos novos estilos de penteado em todo o mundo.

Com o surgimento do rock, a cultura e a moda adolescente tornaram-se cada vez mais significativas e distintas da moda tradicional, com o estilo americano sendo imitado em todo mundo. Adolescentes em todas as partes do globo usavam seus cabelos em rabos de cavalo, cortes de tripulação (*crew cuts*), e os mais rebeldes preferiam os penteados com gel (*greasers*)[12].

O desenvolvimento de produtos para penteados, particularmente sprays, óleos e cremes capilares, influenciou o estilo e a maneira como as pessoas em todo o mundo usavam os cabelos no dia a dia.

As mulheres da década de 1950 tinham, em geral, cabelos menos ornamentados e mais informais do que os da década de 1940, sendo favorecido um visual "natural", mesmo que conseguido por permanente, fixação, estilo e pulverização. Penteados de homens maduros eram sempre curtos e limpos, geralmente mantidos com óleo de cabelo. Mesmo entre "jovens rebeldes", com cabelos mais longos e untados, fazia parte da cultura carregar um pente e manter o penteado. Mais e mais mulheres desejavam cabelos mais práticos como os de Doris Day, com aparência de naturalmente ondulados. O cabelo com coque plissado no estilo francês também era utilizado em ocasiões formais.

---

[12] *Greasers* eram uma subcultura de etnia predominantemente branca que se originou nos anos 1950 entre os jovens do nordeste e sul nas gangues de rua dos Estados Unidos. O estilo e a subcultura então se tornaram popular entre outros tipos de pessoas, como uma expressão de rebeldia.

Cabelo

Estrelas de Hollywood contribuíram para a difusão de vários penteados e colorações nesse período. Ondas vincadas e achatadas em mechas laterais, populares na década de 1920, retornam à cena. Nos anos 1950, as ondas são menos marcadas e usadas preferencialmente em cabelos médios ou compridos. Os cachos esculpidos em um corte chanel ou cabelos médios, como os de Marilyn Monroe, são um dos marcos da época. Se fossem loiros platinados, melhor ainda. Grace Kelly e Marilyn foram ícones desse tipo de coloração e influenciaram diversas mulheres. Grace Kelly também é responsável pela difusão do glamoroso coque banana.

Os anos 1950 continuam sendo uma forte influência na moda contemporânea. Algumas celebridades ícones no mundo hoje, como Christina Aguilera, Katy Perry e David Beckham, usam seus cabelos regularmente com inspirações dessa década.

Inspiração cromática

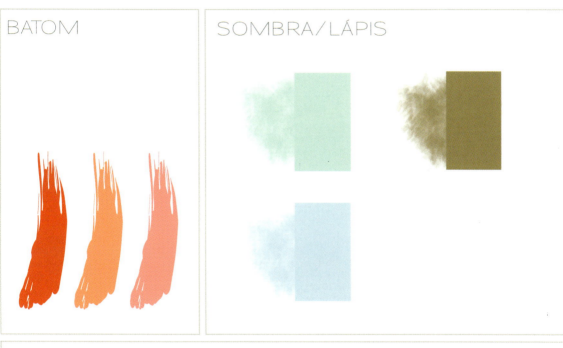

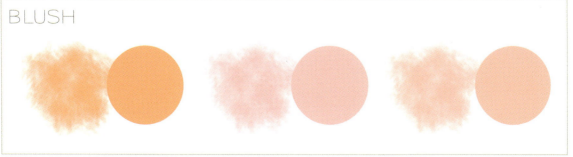

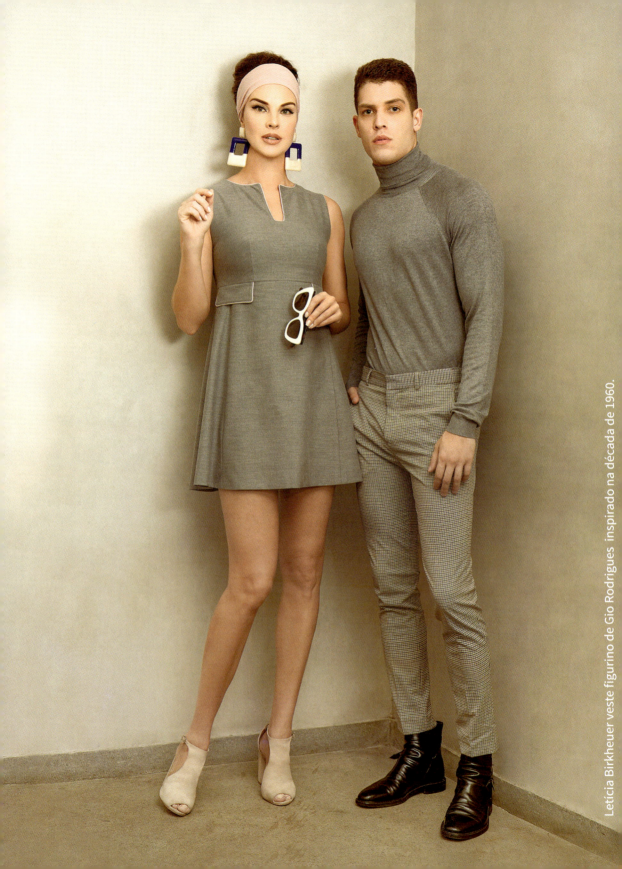

Letícia Birkheuer veste figurino de Gio Rodrigues inspirado na década de 1960.

1960

Principais características desta década

A década de 1960 é marcada por um movimento de contracultura, fenômeno cultural que se iniciou nos Estados Unidos e Europa, difundindo-se por grande parte do mundo ocidental. Tratava-se de uma revolução nas normas sociais sobre tabus sociais, vestimenta, música, drogas, vestuário, sexualidade, formalidades e escolaridade; protesto esse contra um excesso irresponsável, racismo e sexismo, extravagância e decadência da ordem social. Normas de todos os tipos foram quebradas, em particular no que diz respeito aos direitos civis e expectativas de que os homens partissem para guerras sem sentido.

Em um período marcado pelo surgimento de formas culturais mais dinâmicas que celebravam a experimentação e contemplavam a boemia, esse cenário permitiu a ascensão de estilos alternativos como o hippie.

Podemos dividir a década de 1960 em duas partes. A primeira metade (1960-1965) é marcada por uma certa atitude de inocência, idealismo e entusiasmo; a segunda (1966-1968), pela perda da inocência, por movimentos de contracultura, protestos juvenis contra o governo e revolução social.

Cenário histórico

- Guerra Fria (1947-1991);
- Guerra do Vietnã (1955-1975);
- 1960: Brasília torna-se capital do Brasil;
- 1963: Presidente norte-americano John F. Kennedy é assassinado e substituído pelo vice-presidente Lyndon Johnson;
- Movimento hippie;
- 1969: Neil Armstrong é o primeiro homem a pisar na Lua;
- 1969: Primeiro e-mail enviado entre computadores distantes;
- 1969: Festival de Woodstock.

Cenário da moda

Época altamente influenciada pelo cenário londrino, onde minissaias e penteados curtos e geométricos logo definiram uma geração. Nessa década há uma inversão: a geração mais velha passa a copiar a moda dos jovens. A geração de jovens nascidos no *baby boom* pós-guerra fez da moda na década de 1960 uma das mais memoráveis.

A moda está ligada ao movimento de contracultura e passa a ser uma forma de expressão, atitude e comportamento. É a era do estilo unissex, em que alguns looks antes restritos aos homens passam a ser adotados pelas mulheres.

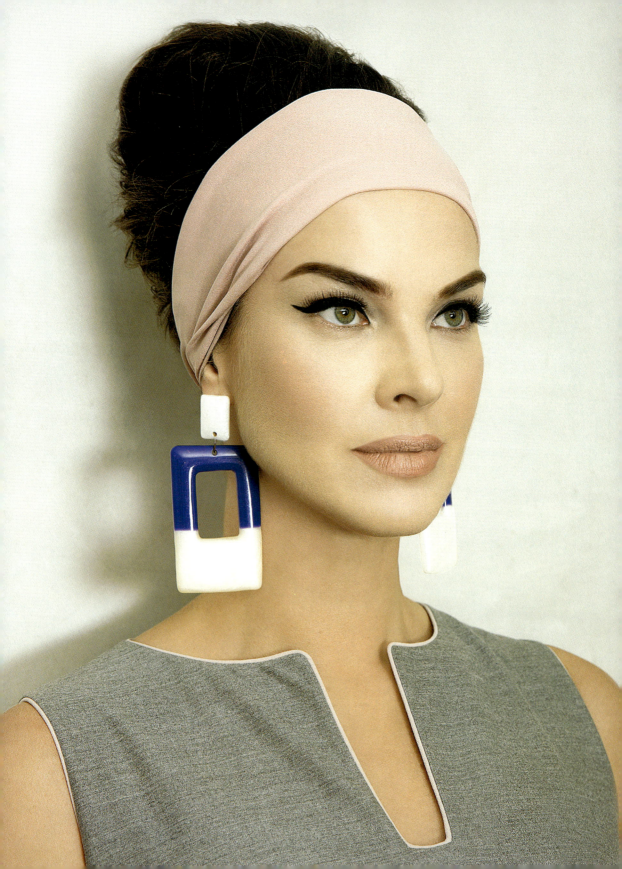

Alguns fatores significativos são a febre do biquíni, que entra na moda em 1963 graças ao prestígio de Brigitte Bardot e sua famosa foto no festival de Cannes, o filme *Beach party*, além da invenção da minissaia por Mary Quant, especialmente voltada para as adolescentes com sua moda lúdica. Estampas de poá, florais, tie dye, ou psiccodélicas trazem irreverência ao guarda-roupa.

Estilistas como André Courrèges e Saint Laurent criam vestidos com uma silhueta linear e geométrica, dos tubinhos ao modelo trapézio que eram usados com botas e foram inspirados no futuro; afinal, se o homem pisou na Lua, aonde mais podemos chegar?

Principais musas da época

Com a chegada dos anos 1960, surgiram modelos, musas e estrelas da música que estavam definindo o padrão no mundo da maquiagem, como Twiggy, Edie Sedgwick e Brigitte Bardot, em substituição a Audrey Hepburn e Jackie Kennedy, que haviam provido a inspiração de beleza no começo da década.

Nesse período, é muito importante falar da música como um dos influenciadores de estilo e beleza. O movimento rock and roll dos anos 1950 chegou ao fim em 1959, com a trágica morte de três grandes nomes do gênero, como explicado na música "American Pie".[13] Com o início da década de 1960, as grandes estrelas do rock and roll dos anos 1950, como Chuck Berry e Little Richard, caíram das paradas da música popular nos Estados Unidos, que passaram a ser dominadas por grupos com canções pop inovadoras como o surf rock. Foi a década dos Beatles, que embarcaram em seu primeiro tour musical nos Estados Unidos.

Outras atrizes que foram modelo de estilo de muitas atrizes e mulheres até hoje são: Sophia Loren, Ursula Andress, Julie Christie, Raquel Welch, Elke Sommer, Claudia Cardinale, Jane Fonda, Jean Seberg, Mia Farrow, Romy Schneider e a sofisticada Catherine Deneuve. Vale ressaltar o nome da atriz e cantora Dorothy Dandridge, que era comparada a Marilyn Monroe. A elegante primeira-dama norte-americana Jackie Kennedy também está entre as referências femininas dessa década.

---

[13] Um acidente de avião em fevereiro de 1959 mata três grandes nomes do rock and roll que estavam dando uma tournê juntos: Buddy Holly, Ritchie Valens e Big Bopper. Em sua homenagem, o músico Don McLean criou essa canção que fazia alusão ao dia em que a música morreu, lançando-a em seu disco de mesmo nome, em 1971.

Maquiagem

As meninas da década de 1950 se inspiravam na maquiagem das próprias mães para criar sua imagem, mas no final da década, influenciadas por uma mudança de atitude social e pela música pop, elas passaram a ter mais liberdade de se expressar por suas roupas, cabelos e maquiagem.

O estilo hippie natural de Woodstock[14] entra em voga no final da década e esse look, que incluía pinturas corporais, tinha a modelo Veruschka como fã. Outro marco da década foi a abertura da loja Biba em 1964, uma das mais famosas butiques de moda feminina em Londres. O sucesso da loja se deu em nível mundial e ela ficou famosa por criar e vender roupas exclusivas e de qualidade por preços acessíveis às jovens da classe média britânica. Lá também era vendida maquiagem; entre as cores mais populares estavam as das sombras ameixa, verde garrafa e azul-marinho, com seus coordenados batons e blushs.

A designer Mary Quant também lança a própria marca de maquiagem em 1966. Outras marcas de maquiagem populares da década foram: Max Factor, Yardley, Revlon, Coty, Elizabeth Arden e Helena Rubinstein.

A década de 1960 aponta o foco para a nova geração e empresas seguem o mesmo passo, priorizando as necessidades e os desejos dos jovens sobre os de seus pais. A década anterior tinha sido toda sobre a fachada da dona de casa perfeita, ao passo que nesse momento os jovens quiseram romper com essa estética polida à procura da rebeldia.

Principais características da beleza

Pele: na década de 1960 a pele não era tão coberta quanto na década anterior, então as bases com acabamento mais leve e transparente tornaram-se mais populares. Para uniformizar a pele, as mulheres usavam um pouco de base líquida e uma leve camada de pó sobre o rosto para manter a cobertura no lugar.

O blush e o bronzer não eram muito populares, logo as mulheres preferiam manter toda a atenção em seus olhos. Se fosse acrescentada cor, era provável que ela fosse um blush rosa pálido ou pêssego, junto com um pó suave taupe (um tom de marrom acinzentado) na cavidade das bochechas para aguçar os contornos do rosto.

Olhos: toda ênfase estava no olhar. Uma das tendências mais marcantes da década foi impulsionada pela personagem Cleópatra em uma atuação de Elizabeth Taylor em 1963. A maquiagem dos olhos foi uma interpretação autoral do estilo de Cleópatra nos anos 1960. As marcas de cosméticos rapidamente criaram produtos para que mulheres pudessem copiar esse estilo.

Outra grande influência foi a modelo Twiggy, com seu olhar icônico que combinava órbitas oculares escuras com dramáticos delineadores nos olhos e cílios postiços exagerados que se tornaram um detalhe para ser usado tanto de dia quanto à noite. Esse visual foi recriado por milhões e envolveu muitas vezes

---

[14] Woodstock Music & Art Fair foi um festival de música realizado no ano de 1969 em uma fazenda de 600 acres na cidade de Bethel, no estado de Nova York, Estados Unidos. Trinta e dois dos mais conhecidos músicos da época apresentaram-se durante um fim de semana chuvoso. O festival teve um público de cerca de 400 mil espectadores e representou o espírito do movimento de contracultura.

uma pálida sombra fosca em toda a pálpebra (em geral branca, azul pálida ou verde menta), com um delineador preto cuidadosamente desenhado perto da linha superior e ao longo da linha de encaixe para enfatizar o entorno e a abertura dos olhos. Bastante rímel era então adicionado às linhas dos cílios superiores e inferiores antes de colar grandes cílios postiços e criar uma moldura esvoaçante escura ao redor dos olhos.

As sobrancelhas, que eram mais cheias no início da década, foram afinando a partir do meio da década quando os olhos se tornaram pesados. Algumas mulheres removiam, outras cobriam com base ou descoloriam as sobrancelhas.

Lábios: ao contrário da década anterior, os lábios perdem o foco. O início da década foi marcado pelas cores do final da década de 1950, mas nos anos 1960 a paleta de cores ficou ainda mais abrangente. Enquanto na década anterior o foco era no espectro vermelho, nessa década temos uma paleta que abrange cores metálicas como prata, ouro, azul e lilás cintilante, assim como marrom rosado – um precursor do nude. Apesar disso, as vendas de batom vermelho e rosa caíram quando as mulheres preferiram uma cor de lábio discreta em razão do uso da maquiagem pesada nos olhos. Algumas até usaram corretivo para apagar a cor dos lábios e outras optaram por um batom bege claro ou rosa pálido.

Cabelo

Muitos estilos de cabelo alcançaram popularidade nessa década. Os Beatles também foram responsáveis por influenciar os cortes masculinos. Na primeira metade da década os cortes femininos são marcados pelo estilo chignon e na segunda metade, por cortes bem curtos, popularizados por Twiggy e Mia Farrow. Os cabelos afro também se tornam muito populares entre os afro-americanos, chegando ao pico na década de 1970 (nas duas décadas anteriores os cabelos afro-americanos eram alisados). Apliques também eram utilizados para dar volume nos cabelos. O cabeleireiro da década foi Vidal Sasson que se inspirou nos cabelos curtos e geométricos dos anos 1920. O uso de hairspray acentuava o brilho natural dos cabelos. No final da década, como resultado do movimento hippie, os cabelos se tornavam mais naturais (quase bagunçados), longos e soltos, muitas vezes com pequenas tranças como detalhe. O coque que a cantora Amy Winehouse usava foi inspirado nessa década.

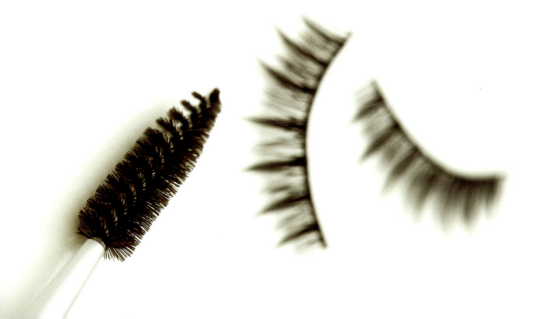

Inspiração cromática

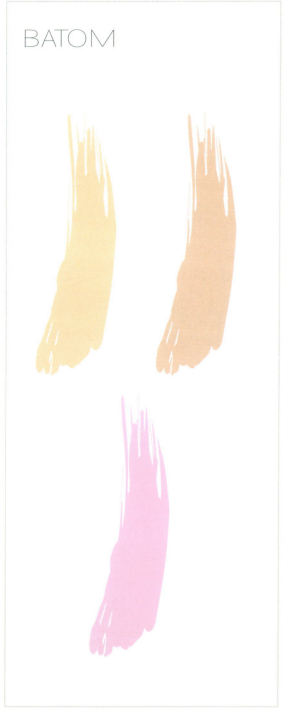
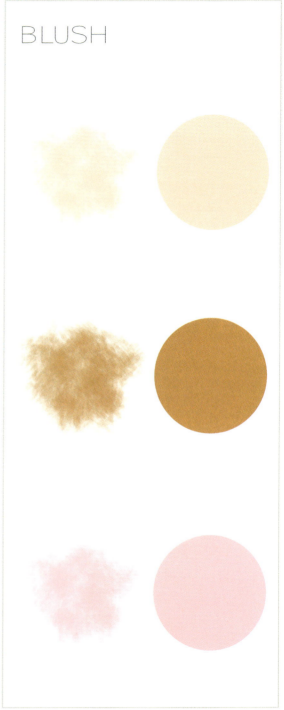

64

SOMBRA/LÁPIS

DUO

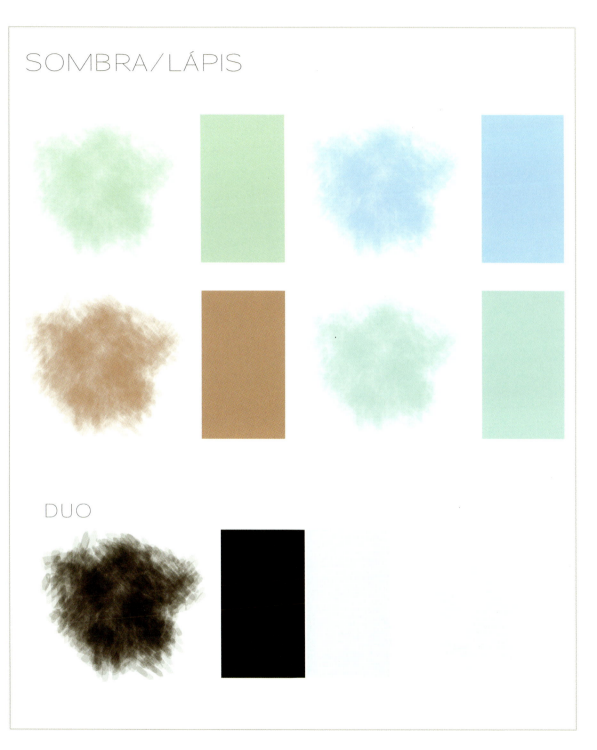

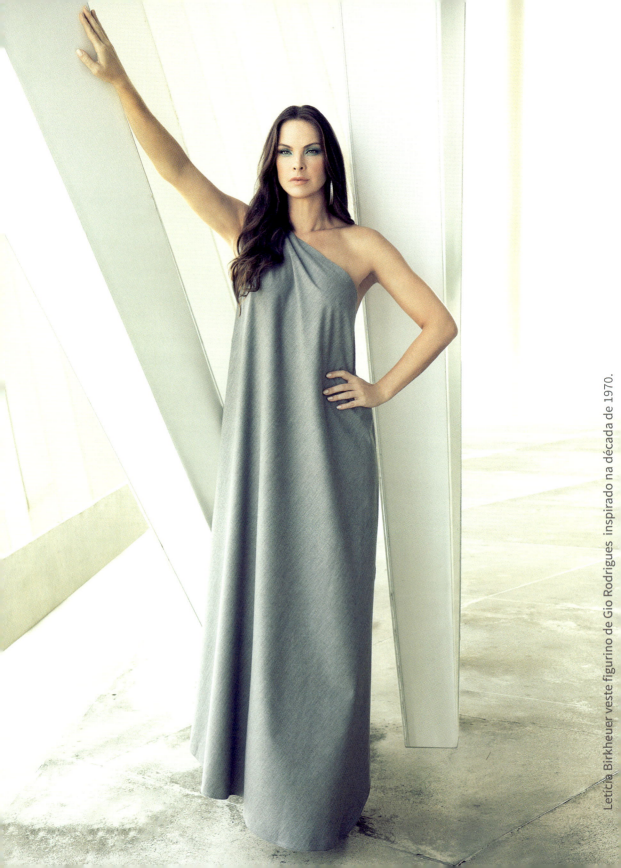

Letícia Birkheuer veste figurino de Gio Rodrigues inspirado na década de 1970.

1970

Principais características desta década

Cenário histórico

- Início da década de 1970: Brasil vive a fase do Milagre Econômico;
- 1970: Fim dos Beatles;
- 1971: A Intel lança o primeiro microprocessador do mundo;
- 1975: Final da guerra do Vietnam;
- 1975: A missão espacial Viking I explora o planeta Marte;
- 1976: Apple é fundada;
- 1976: Margareth Thatcher torna-se a primeira mulher a ser primeira-ministra na Inglaterra;
- 1979: Guerra do Afeganistão;
- 1979: General João Figueiredo torna-se presidente no Brasil;
- Final da década: Televisão em cores começa a se popularizar.

Cenário da moda

O final da década anterior traz o movimento hippie, que se estende pelos anos 1970. O conceito de aldeia global se reflete na moda.

O estilo étnico definia a imagem da época. Viagens internacionais eram um pouco mais acessíveis, e isso significava que as pessoas traziam ideias e acessórios do exterior. A influência étnica era tão forte que reavivou as habilidades artesanais de lugares distantes. Sacos de macramê e biquínis das ilhas gregas, coletes de crochê e xales da Espanha eram todos de alta moda. Tops ciganos com decotes elaborados, enfeitados com sinos e mangas bufantes eram feitos de gaze ou de algodão claro.

Mais ou menos na mesma época, jaquetas acolchoadas tibetanas e chinesas e coletes de cava quadrada combinavam com saias plissadas. Às vezes eles tinham efeitos de impressão de patchwork estilizados e faziam uma moda feminina muito bonita.

Míni, mídi ou máxi: em 1970, não havia um padrão de comprimento das roupas, as mulheres escolhiam quem elas queriam ser e variavam seu estilo de acordo com o que sentiam. Elas podiam usar uma minissaia um dia e um vestido máxi, saia mídi ou calça no dia seguinte.

Disco fashion: na década de 1970, a cena da discoteca fazia parte da cultura social e a dança performática tornou-se popular ao ritmo do jazz, que despontou como a nova energia. Para frequentar as danceterias ou discotecas, era necessário vestir um novo tipo de roupa feita com tecidos elásticos que brilhavam e refletiam a iluminação da discoteca. Filmes como *Embalos de sábado à noite*, de 1977, com John Travolta, enfatizaram a importância de liberar toda a energia reprimida da semana de trabalho no fim de semana. Posando com roupas justas que enfatizavam o corpo e feitas em materiais como a lycra.

O final da década encontra um outro estilo: o punk, um movimento anárquico antimoda. Os punks cortavam roupas antigas, destruíam-nas e recriavam looks. Alfinetes, piercings, correntes e cadeados eram usados para adornar as roupas. O punk começou como um movimento muito pequeno no final dos anos 1970 e nunca foi entendido pelas massas até os anos 1980, quando teve mais impacto como uma declaração anárquica sobre a economia ocidental.

Bandas de sucesso da década de 1970

Bandas internacionais que marcaram a década: Deep Purple, Black Sabbath, Rolling Stones, Led Zeppelin, Kiss, Aerosmith, AC/DC, Sex Pistols, The Clash, The Ramones, Bee Gees, Queen, ABBA, Dire Straits, Iron Maiden, The Police e Pink Floyd.

Principais musas da época

Entre as mulheres que mais influenciaram a moda e a beleza na década de 1970 estão: Ali MacGraw, Olivia Hussey, Marisa Berenson, a cantora, compositora e atriz Olivia Newton-John, Farrah Fawcett, considerada um dos maiores símbolos sexuais femininos da década de 1970, além da atriz afro-americana Pam Grier. Vale também ressaltar a beleza de Jaclyn Smith, que se tornou conhecida pelo papel da detetive Kelly Garrett na série de televisão *As panteras*.

A cantora Debbie Harry, da banda Blondie, alcançou sucesso logo após seu álbum de estreia em 1976. A socialite Bianca Jagger, primeira esposa de Mick Jagger e frequentemente associada ao Studio 54 – a famosa discoteca em Nova York –, e Lauren Hutton, atriz e supermodel que assinou uma linha da Revlon em 1974, também foram consideradas ícones de estilo da época.

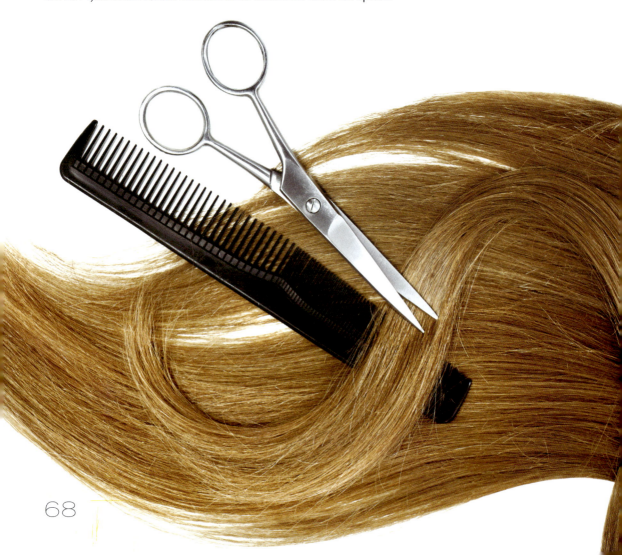

Maquiagem

É difícil apontar uma estética específica para definir a década de 1970, na qual a dinâmica de tendências e modismos se estabeleceu, uma década de contrastes entre a aparência da pele bronzeada e a aparência da pele natural. Do brilho glamoroso da Disco Diva até o visual sombrio do estilo punk, essa era uma época em que as mulheres podiam realmente experimentar e mudar seu visual para se adequar a sua tribo de estilo.

O início da década foi marcado pelo feminismo e pelo movimento de libertação das mulheres. A luta pela igualdade em todos os âmbitos da vida moderna era uma grande preocupação para as mulheres, e esse novo interesse levou a um declínio no desejo de uma maquiagem óbvia, com as mulheres se recusando a pintar seus rostos para agradar o olhar masculino.

Em outro momento, esse look natural se transformou no visual bronzeado e naturalmente bonito, inspirado nas atrizes Farrah Fawcett, estrela de TV americana em *As panteras*, e Lynda Carter, a *Mulher Maravilha*, mulheres fortes e poderosas que não dependiam de maquiagem pesada para concluir tarefa alguma. Foi aí que as mulheres viram que não precisavam deixar de usar maquiagem para se posicionar na busca pela igualdade social.

A música disco atingiu seu auge na segunda metade da década de 1970, sinalizando uma tendência de maquiagem vibrante e exuberante, carregada de glitter que iluminava os rostos de influentes divas musicais como Diana Ross, Debbie Harry, Donna Summer e Agnetha Fältskog, esta última do grupo Abba.

Finalmente, o punk foi a outra grande tendência de maquiagem favorecida por aqueles que não queriam se adequar às normas sociais. Bases pálidas e pesadas foram usadas para "limpar" a pele e vermelhos escuros, pretos e azuis foram usados para criar linhas ásperas e formas angulares para definir o rosto, em visual endossado por mulheres como Siouxsie Sioux e Vivienne Westwood, que inspiraram mulheres no final da década.

Principais características da beleza

Pele: na maior parte da década de 1970 a pele se mantinha bastante natural, de modo que as bases eram frequentemente comercializadas como transparentes, invisíveis e quase inexistentes para aumentar as vendas. Uma pele bronzeada também fez tendência nesse período: quanto mais bronzeada a pele, melhor, pois isso gerava uma ilusão de riqueza, de ser uma pessoa bem viajada. O blush era bastante neutro até a era do disco, quando faixas fortes de rosa fúcsia ou laranja brilhante adornavam as bochechas das mulheres em todos os lugares.

Olhos: quando se tratava de brincar com os olhos, as coisas se mantinham relativamente neutras durante o dia e os olhos eram esfumados à noite. A maioria das mulheres optou por sombras em um tom de joia, como tons de roxo ametista ou ricos verde-esmeralda, combinadas com longos cílios luxuriantes e muito glitter para dar bastante brilho aos olhos, em especial no estilo disco.

Lábios: o batom vermelho retorna à cena, dessa vez mais brilhante do que nunca. Optando por quebrar as regras tradicionais de maquiagem, as mulheres emparelharam o lábio vermelho com um olho forte, criando uma aparência opulenta e glamorosa que imitava as socialites e as supermodelos da época, como Jerry Hall. Durante o dia, os lábios eram muito mais suaves, sendo os rosas brilhantes, marrons e nude as tonalidades mais populares.

Cabelo

Os anos 1970 foram de autorreflexão e empoderamento pessoal. A revolução da contracultura dos anos 1960 deu lugar a estilos de vida inspirados nos hippies, incluindo cabelos soltos, experimentação psicodélica e interesse crescente em culturas exóticas. À medida que o feminismo ganhava força, os penteados femininos ficaram um pouco mais andróginos, com muitos dos visuais populares sendo usados tanto por homens quanto por mulheres.

Muitos penteados que brotaram na década anterior desapareceram quase inteiramente na década de 1970, enquanto outros evoluíram para novos estilos. O estilo afro continuou popular em meados da década, mas os anos 1970 viram sua parcela de estilos novos e inovadores que deixariam sua marca nas gerações futuras.

Cabelo estilo hippie: caracterizado por longas madeixas, quase despenteadas, em camadas. Cabelos lisos e longos com fio reto, nascidos do movimento hippie, foram o ápice da moda durante os anos 1970. A ideia era parecer natural — pouco ou nenhum produto era usado –, embora as mulheres naturalmente encaracoladas estivessem propensas a alisar os fios para conseguir o visual de celebridades como Maureen McCormick, Ali MacGraw e Peggy Lipton.

Cabelo black power: estilo afro; os cabelos em geral não eram alisados e o corte era arredondado, valorizando a textura natural do cabelo.

Estilo pantera: como o da atriz Farrah Fawcett, com uma franja cortada e bem fixada, bastante volume em um corte desalinhado, replicado, com ar selvagem.

A franja estava na moda tanto nas roupas quanto no cabelo e podia ser longa, meia-lua, reta ou curta, na maioria das vezes até os olhos, na altura das sobrancelhas.

O estilo punk era marcado por cabelos espetados e coloridos em tons de rosa, verde ou vermelho. O corte era estilo moicano: costumava-se raspar as laterais dos cabelos, deixando apenas uma mecha alta e imponente no meio.

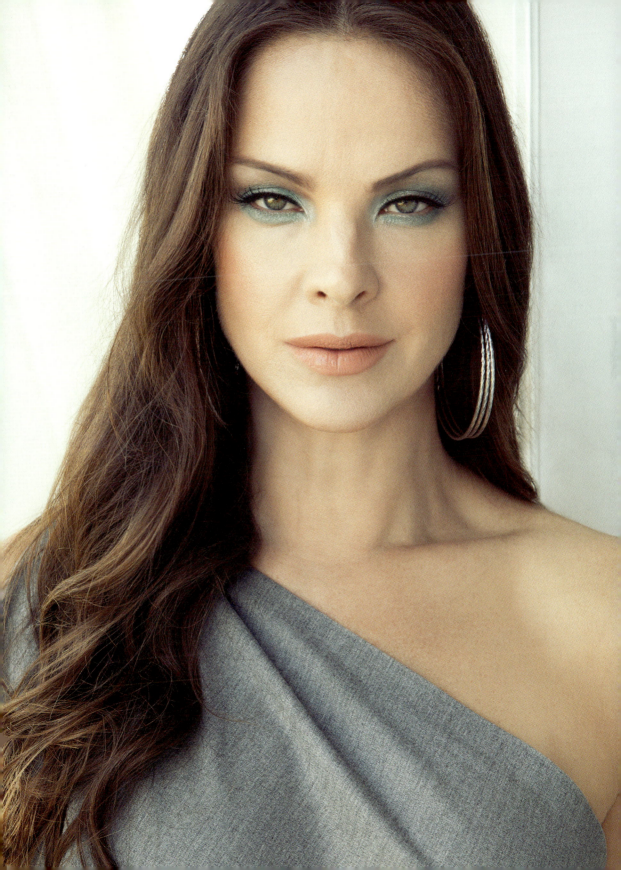

Inspiração cromática

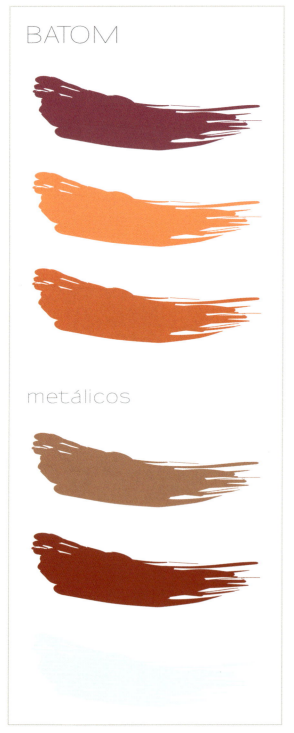

BATOM

metálicos

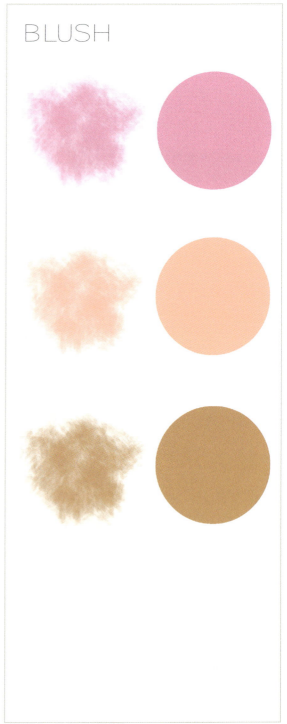

BLUSH

SOMBRA/LÁPIS

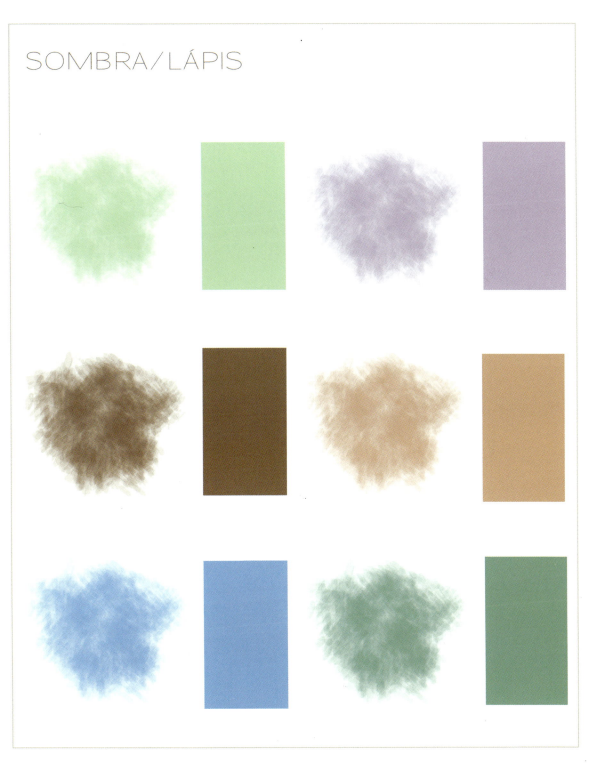

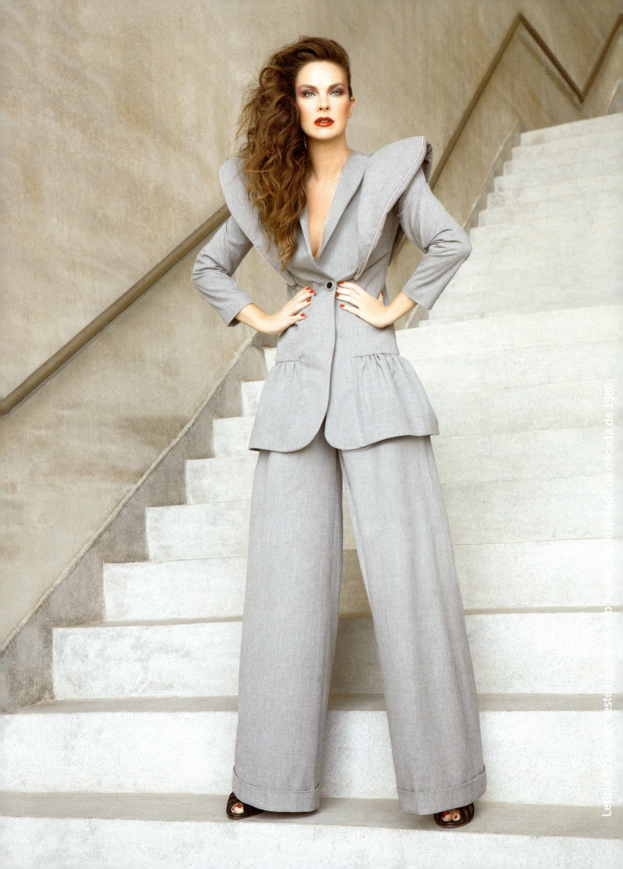

1980

Principais características desta década

Cenário histórico

- 1980: Avanços na tecnologia para redes locais com a publicação do padrão Ethernet;
- 1983: Apple lança o computador Macintosh;
- 1983: Vírus da Aids é identificado pelos pesquisadores Luc Montagnier e Robert Gallo;
- 1984: Nascem o primeiro bebê de proveta no Brasil e o primeiro bebê de proveta de um embrião congelado na Austrália;
- 1985: Climatologistas identificam o buraco na camada de ozônio;
- 1985: Fim da ditadura militar no Brasil;
- 1986: Plano Cruzado é criado no Brasil (plano econômico do governo Sarney que visava reduzir a inflação por meio do tabelamento de preços);
- 1986: Catástrofe nuclear em Chernobyl, União Soviética;
- 1987: Grave crise econômica abala as bolsas de valores de diversos países no mundo todo;
- 1989: Queda do Muro de Berlim marca o fim da Guerra Fria.

Cenário na moda

Nos anos 1980, a moda foi influenciada pelo boom econômico ocidental. A demografia mudou a face da sociedade. As pessoas viviam mais e pareciam agir de forma mais jovial ao mesmo tempo. O grupo de consumidores dominante estava ficando mais velho e também era financeiramente estável. Indústrias antigas morreram, enquanto novas tecnologias se desenvolveram e prosperaram.

Em meados da década, mais ainda na América do Norte e Europa Ocidental, o uso crescente de cartões de crédito faz com que as famílias quase não utilizem mais dinheiro em espécie. Foi um grande alívio para o consumidor poder gastar e ser incentivado a consumir ativamente após anos de recessão. Os índices de compras de roupas subiram. Os interiores foram decorados. Mostrar riqueza se mostrava poderoso.

Os ícones Thatcher & Diana: a história da moda registra o traje de poder de Thatcher, e mulheres se vestem para o sucesso influenciadas pela primeira mulher primeira-ministra da história. A princesa Diana foi outro ícone da moda, talvez o mais influente do século XX, e exibiu elegância, romantismo com uma pitada de ousadia. Ela sempre fará parte da história da moda dos anos 1980.

O poder das grifes: as marcas de designers ganharam ímpeto e passaram a ser símbolos de status para equipamentos e roupas esportivas, perfumes, equipamentos elétricos, carros e produtos de estilistas, como roupas, bolsas, malas, cachecóis e óculos, que se tornaram objetos de desejo de toda a sociedade. A aparência da riqueza foi reforçada pelo acesso a produtos de grife.

Power dressing: a história da moda dos anos 1980 é memorável e bastante distinta. Uma variedade de looks de moda funcionou paralelamente nessa década. As mulheres dessa época começaram a sentir que realmente podiam escolher entre uma das muitas aparências contrastantes disponíveis. O visual fashion mais poderoso da década foi o ombro largo proporcionado pelo uso de ombreiras. A história da moda

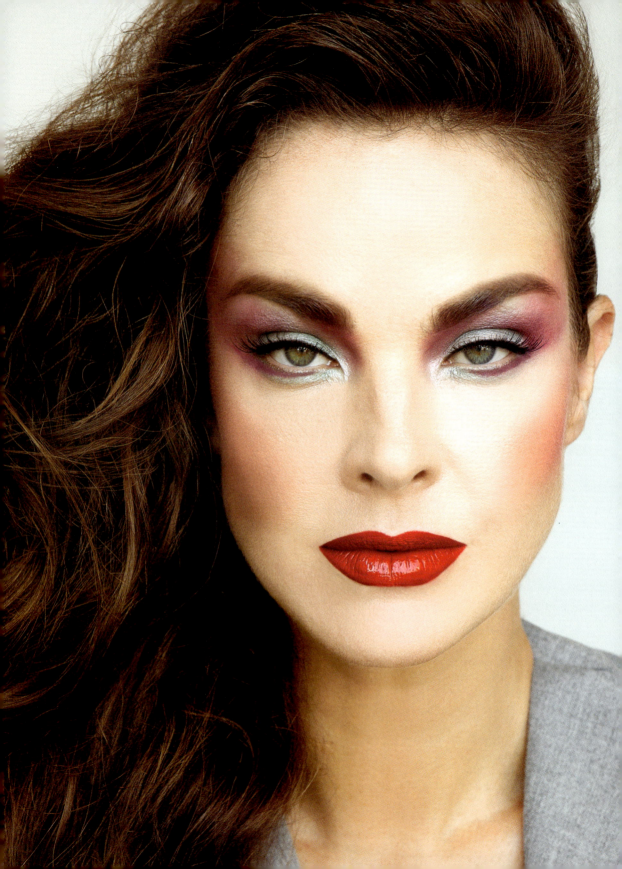

revela que a aparência da moda dessa década foi um visual sob medida. Era difícil ir a qualquer lugar sem ao menos um blazer, mas de preferência um terno completo. Isso foi influenciado por vários movimentos, incluindo o prestígio da mídia na moda dessa década com a popularidade de séries de TV como *Dinastia* e *Dallas*, que trouxeram a moda para a vida real.

As mulheres expressaram uma imagem de riqueza e sucesso com brilhantes bijuterias, como grandes brincos de ouro falso, colares de pérolas e roupas cobertas com lantejoulas e diamantes.

A moda punk, por sua vez, começou como uma reação tanto contra o movimento hippie das décadas anteriores quanto contra os valores materialistas dos próprios anos 1980. A primeira metade da década apresenta tons mais suaves em comparação com a segunda metade, que é quando o icônico esquema de cores saturadas ganha popularidade.

Bandas de sucesso da década de 1980

A música influenciou a imagem da moda e da beleza. Cantores e bandas internacionais que fizeram sucesso nos anos 1980: Bon Jovi, Def Leppard, Duran Duran, Pet Shop Boys, Prince, Madonna, Michael Jackson, Guns N' Roses, U2, Iron Maiden, Van Halen, INXS, Whitesnake e Cyndi Lauper.

Principais musas da época

Entre as mulheres que mais influenciaram a moda e a beleza na década de 1980 estão: Bo Derek, Michelle Pfeiffer, Margaux Hemingway, Brooke Shields, Jennifer Conelly, Jennifer Beals, Madonna, Kim Basinger, Kelly LeBrock e a brasileira Sônia Braga.

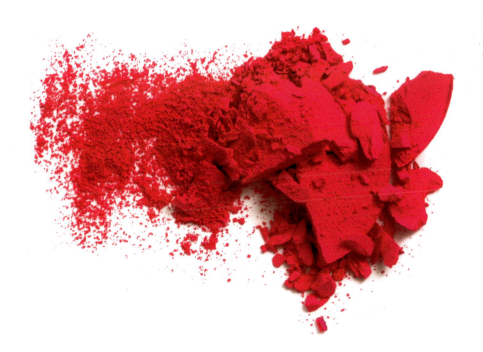

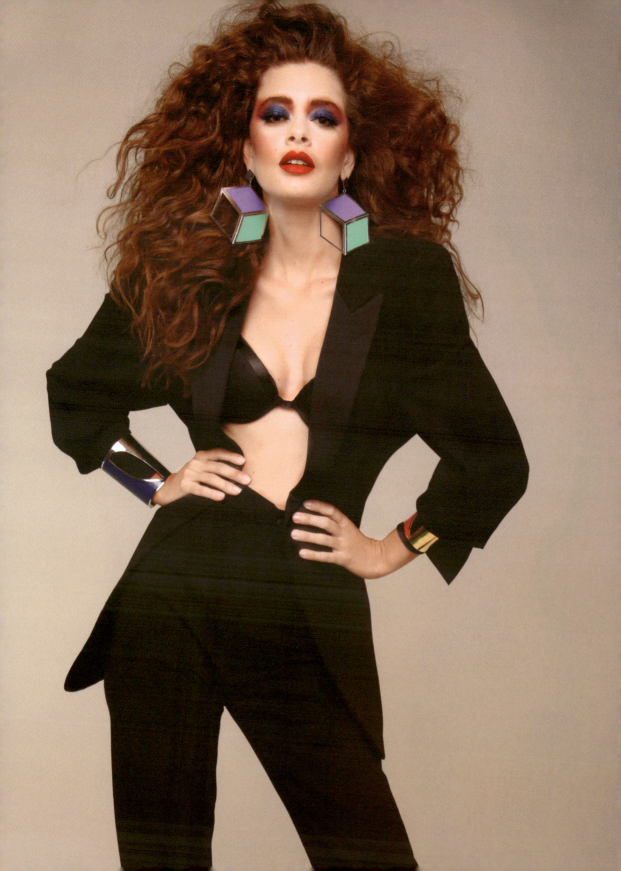

Maquiagem

Principais características da beleza

Ao contrário da década anterior, o foco para as mulheres na década de 1980 era "ter tudo". Com um número maior de mulheres entrando no mercado de trabalho, a moda e a maquiagem se tornaram mais opulentas, mais ousadas e brilhantes. A maquiagem era forte, saturada e vibrante e chamava a atenção na tentativa de fazer quem a usasse parecer poderosa, bonita e igual aos homens, fosse entrando em uma sala de reuniões, fosse no bar local.

Depois de anos ofuscado pela América, Londres voltou a ser a colmeia da criatividade e da moda, estabelecendo tendências em todo o mundo de uma forma nunca vista desde os anos 1960. Cantores e programas de TV já haviam superado os filmes como a principal fonte de inspiração de beleza para mulheres, entre os quais vale ressaltar nomes como o da atriz Joan Collins, da série *Dinastia*, e de estrelas da música pop, como Madonna e Cyndi Lauper. Além disso, ninguém poderá se esquecer da beleza régia da princesa Diana — um grande ícone de moda e beleza da década de 1980.

A moda cotidiana da época consistia em lábios de cor clara, cílios escuros e grossos e rouge rosa ou vermelho (também conhecido como blush).

Pele: na década de 1980, a base e o corretivo eram grossos, semelhantes a máscaras, e muitas vezes pálidos, pois era necessário uma pele uniforme e sem distrações para as cores vibrantes que seriam usadas nos olhos e lábios. Ao contrário das décadas anteriores, o blush não era mais um produto projetado para reproduzir um suave rubor nas bochechas; ele era ousado e obviamente antinatural, com muitas mulheres usando laranjas brilhantes, rosas e marrons avermelhados para esculpir o rosto. O blush não era nada sutil. Tons eram misturados de forma pesada sobre as maçãs do rosto, ao longo das têmporas e ao redor da área dos olhos.

Olhos: mulheres podiam usar de duas a quatro cores de sombras, muitas vezes de cores conflitantes. Quando você pensa em maquiagem dessa década, a primeira coisa que vem à cabeça provavelmente é a sombra azul. Além dele, outros tons contrastantes eram adicionados do côncavo para fora em direção ao osso da sobrancelha, como o laranja e o vermelho. O delineador era então aplicado em uma asa preta e espessa que muitas vezes se estendia muito além do canto externo. Em seguida, bastante rímel era aplicado, e as mulheres certificavam-se de que suas sobrancelhas fossem igualmente exageradas em tamanho e cor (quanto mais escuro, melhor). A maquiagem na década de 1980 merece reconhecimento na história da beleza pelo nível de experimentação.

Lábios: cores vibrantes e ousadas nos olhos e no blush não pareciam ser suficientes. Os lábios eram coordenados por um batom vermelho, fúcsia ou coral.

Cabelo

O cabelo era tipicamente exuberante, glamoroso e bastante volumoso, muitas vezes repicado e desfiado. Programas de televisão, como o *Dinastia*, ajudaram a popularizar a imagem de alto volume dos cabelos. As mulheres da década de 1980 usavam maquiagem brilhante e pesada com cabelos exuberantes, glamorosos e bastante volumosos. Entre os cortes e penteados mais conhecidos havia o pigmalião, como o de Cláudia Raia na novela *Roque Santeiro*, em 1985. No cabelo estilo mullet, o volume se concentra na parte superior da cabeça, sendo mais ralo do lado e formando um rabicho, uma ponta comprida; foi popularmente conhecido no Brasil como "corte Chitãozinho e Xororó", dupla sertaneja que o elegeu como padrão. O corte sidecut foi bastante comum nos anos 1980: o cabelo é raspado em uma das laterais e o resto é jogado para o outro lado. Esse estilo ressurgiu em 2014 e foi adotado em 2015 por Rihanna e Miley Cyrus.

Inspiração cromática

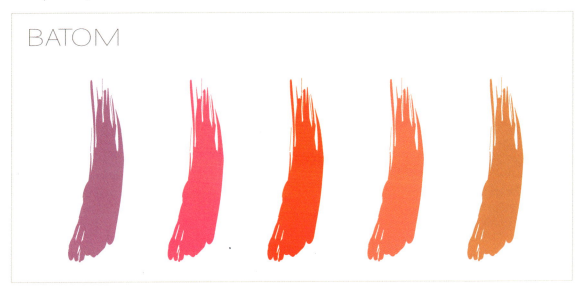

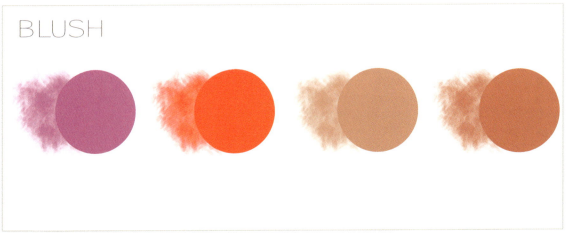

SOMBRA/LÁPIS

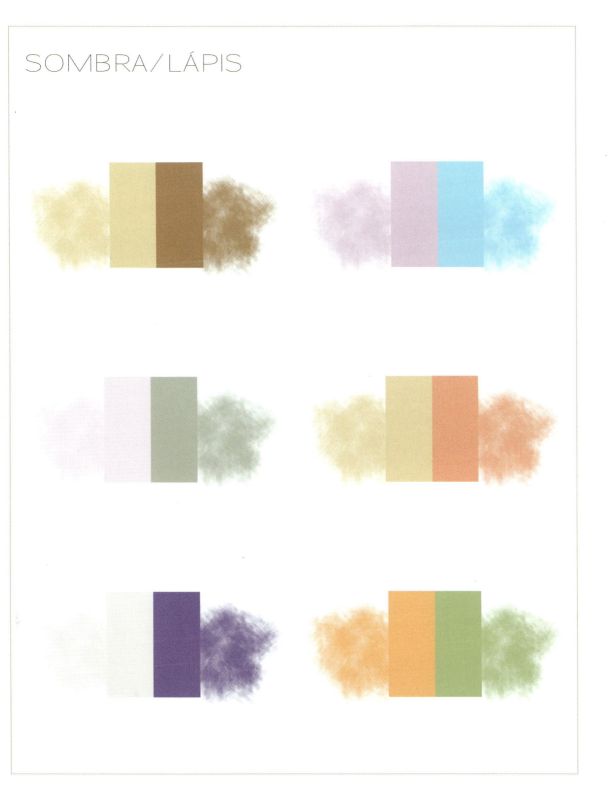

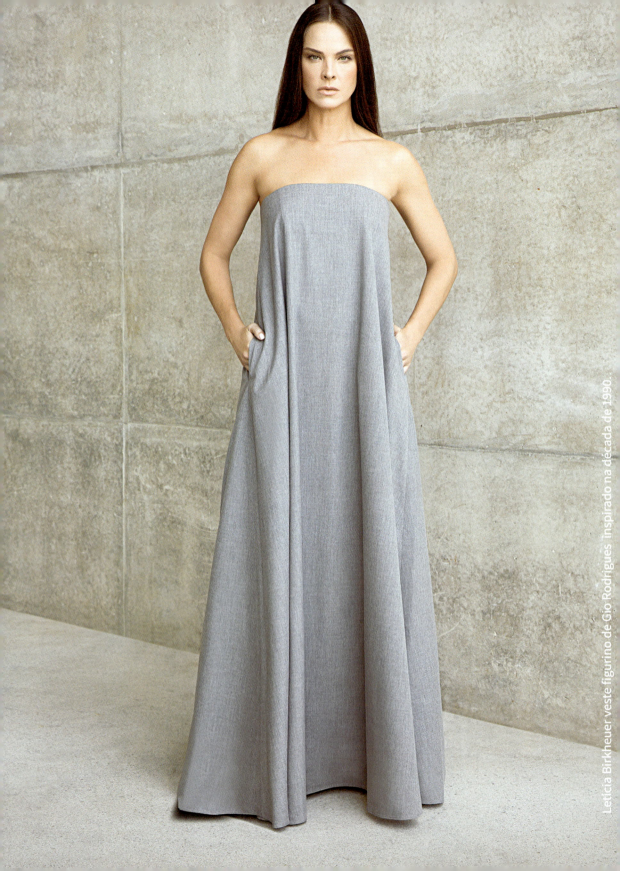

Leticia Birkheuer veste figurino de Gio Rodrigues inspirado na década de 1990.

1990

Principais características desta década

Cenário histórico

- 1990: Reunificação da Alemanha;
- 1991: Guerra da Bósnia;
- 1991: Fim da URSS (União das Repúblicas Socialistas Soviéticas);
- 1992: Impeachment do presidente Fernando Collor;
- 1993: Nelson Mandela ganha o prêmio Nobel da Paz e torna-se presidente da África do Sul no ano seguinte;
- 1993: Tratado de Maastricht entra em vigor estabelecendo a cidadania;
- 1994: Apartheid chega ao fim na África do Sul;
- 1995: Lançamento do sistema operacional Windows 95 pela Microsoft;
- 1995: Clonagem da ovelha Dolly marca o primeiro processo de clonagem de um mamífero;
- 1997: Lançamento do primeiro DVD;
- 1998: Google é fundada;
- 1999: Início da Guerra do Kosovo no Leste Europeu.

Cenário da moda

Avaliar o estilo e a moda em um período tão próximo é complexo, pois só depois que uma tendência existe há vários anos é que podemos avaliá-la e certificar-se assim de que se tratou de algo além do que uma moda passageira e merece reconhecimento nos arquivos da história da moda. Cada um vê o que nós mesmos usamos como o que foi usado e típico da época. O humor da sociedade na última década do último milênio foi mais definidor do que o que foi realmente usado.

Rumo ao milênio

Ao contrário da década anterior, a moda é marcada por uma fase minimalista. No início da década de 1990, vários modelos do final da década de 1980 permaneceram muito elegantes entre os sexos. No entanto, a popularidade do grunge[15] e do rock alternativo ajudaram a trazer o visual simples e desleixado para as massas em 1992. A abordagem anticonformista da moda levou à popularização do look casual chique que incluía camisetas, jeans e tênis, uma tendência que continuou nos anos 2000. Além disso, as tendências da moda ao longo da década reciclaram estilos de décadas anteriores, notadamente as décadas de 1950, 1960 e 1970, sendo assim uma celebração à virada do milênio.

Em virtude do aumento da disponibilidade da internet e da televisão por satélite, a moda torna-se mais globalizada e homogênea no final dos anos 1990 e início dos anos 2000.

---

[15] O grunge surgiu no final da década de 1980 e é um subgênero do rock alternativo inspirado pelo hardcore punk, pelo heavy metal e pelo indie rock.

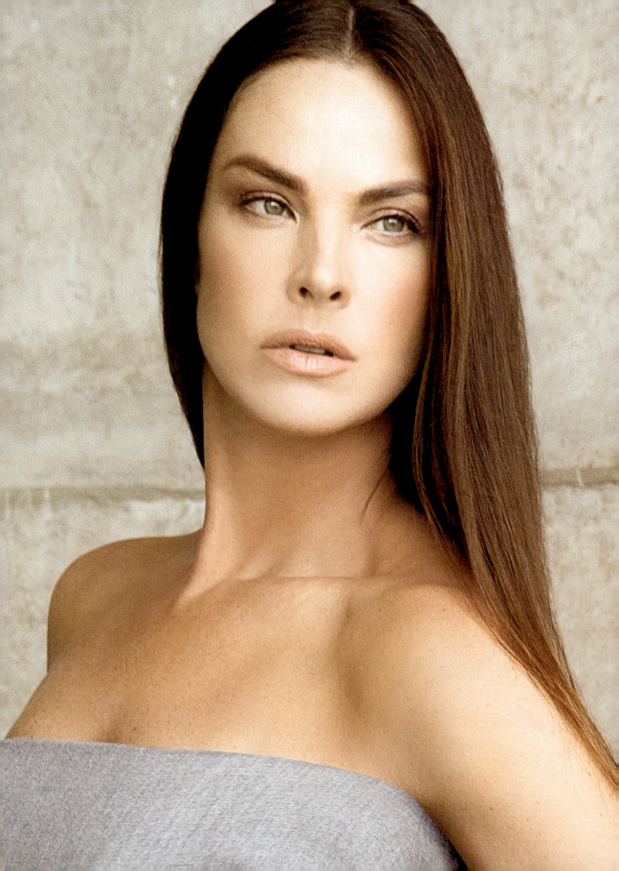

Em comparação à década anterior, as pessoas perderam o interesse pela moda como algo vital e importante para suas vidas quando os códigos de vestimenta no mundo dos negócios se tornaram mais relaxados e mais casuais. Trabalhar em casa tornou-se comum. As vendas de roupas de varejo comuns, indústrias de fabricação de tecidos e lojas caíram, o mercado da moda hoje é um mercado menos ativo do que nos anos 1980.

A gama de artigos de moda disponíveis era enorme nos anos 1990, mas ninguém sabe a verdadeira resposta de por que as vendas no varejo costumavam ser lentas. O principal impulso da moda era o esforço para alcançar a individualidade. A rápida disseminação de informações e uma atitude mais relaxada em relação às roupas levaram à certa uniformidade inevitável nas cidades a milhares de quilômetros de distância.

Menos se tornou mais

Uma coisa que podemos dizer com confiança sobre essa década foi que, após os anos conspícuos de consumo da década de 1980, menos se tornou mais nos anos 1990. Nem todo mundo adotou o minimalismo, mas muitos fizeram o que podiam para se misturar e se encaixar com uma sociedade urbana cada vez mais agressiva. A silhueta tornou-se mais clara quando as ombreiras finalmente morreram, e as jóias se tornaram inexistentes ou chiques em sua delicadeza e qualidade.

Principais musas da época

Entre as mulheres que mais influenciaram a moda e a beleza nessa década podemos citar: Cameron Diaz, Uma Thurman, Sharon Stone, Kate Winslet, Julie Delpy, Alicia Silverstone, Julia Roberts, Pamela Anderson, Julianne Moore, Meg Ryan, Charlize Theron, Angelina Jolie, Sandra Bullock, Winona Ryder, Jennifer Aniston, Monica Bellucci, Catherine Zeta-Jones, Drew Barrymore, Gwyneth Kate Paltrow e Jennifer Lopez.

Era das supermodelos

Ao longo da década, supermodelos dominaram a indústria da moda e inspiraram mulheres. Sua fama e seu poder social supostamente superaram os de muitas estrelas de cinema. Entre as grandes modelos mais influentes no início dos anos 1990 destacamos: Naomi Campbell, Claudia Schiffer, Cindy Crawford, Christy Turlington, Linda Evangelista e Tatjana Patitz. Como indivíduos ou como grupo de elite, as supermodelos obtiveram sucesso mundial e tiveram grande influência na indústria da moda. Naomi Campbell foi a primeira mulher negra a adornar a capa da Vogue francesa, da Time e da edição de setembro da Vogue americana. Cindy Crawford foi a modelo mais bem paga do planeta (anunciado em 1995 pela revista Forbes). Mais tarde na década, vimos a ascensão de uma modelo que mudou o mundo da moda: Kate Moss, que se tornou um dos maiores fenômenos dos anos 1990 quando, aos 14 anos, foi descoberta no aeroporto JKF. Sua figura desleixada estabeleceu um novo padrão de moda que ficou conhecido como "heroína chique". Esse era um olhar pálido e fantasmagórico, estatura fina e tamanho zero do corpo segundo a tabela estadunidense. Por ser muito magra, Kate foi frequentemente criticada por supostamente promover distúrbios alimentares, como aparentemente evidenciado por suas fotos para Calvin Klein.

Cenário da música

Bandas de rock internacional que fizeram sucesso na década de 1990: Nirvana, Pearl Jam, U2, Dire Straits, Scorpions, Duran Duran, Guns N' Roses, Metallica, A-Ha, Blink-182, Iron Maiden, Radiohead, SoundGarden, Green Day e Alice in Chains. Cantores internacionais que fizeram sucesso na década de 1990: Prince, Michael Jackson, Madonna, Jamiroquai, Ozzy Osbourne, Bon Jovi, Peter Gabriel, Bryan Ferry, David Bowie, Shakira, Cristina Aguilera e Céline Dion.

Maquiagem

Em contraste com a década anterior, os anos 1990 tiveram um início mais discreto. Acabaram-se as cores intensas e as características pesadas dos anos 1980, os estilos extremos de moda foram substituídos por trajes mais fáceis e sem esforço, e as mulheres preferiram melhorar suas características naturais em vez de mudá-las drasticamente com maquiagem.

À medida que mais e mais mulheres entravam no mercado de trabalho, a ênfase em se vestir para parecer mais masculina a fim de ser levada a sério começou a desaparecer, com mais mulheres escolhendo expressar sua feminilidade e individualidade por meio de seu guarda-roupa de trabalho. Supermodelos e grandes maisons de moda dominaram as tendências de beleza durante a primeira metade da década, antes que estrelas como Gwen Stefani, Courtney Love e as Spice Girls mostrassem mulheres e jovens em todo o mundo que podiam se expressar por seu estilo pessoal.

Principais características da beleza

Pele: a aparência de uma mulher dos anos 1990 era razoavelmente natural. A pele era mantida fosca, e a tez ideal era luxuosamente bronzeada (se você quisesse imitar supermodelos como Cindy Crawford) ou seriamente pálida (se Courtney Love fosse mais seu estilo). O blush não era realmente tão importante quanto na década anterior, mas o contorno e o bronzeamento pesado eram uma forte tendência. Pós--iluminadores foram praticamente esquecidos até a segunda metade da década, quando cobrir a pele em loções e cremes recheados com glitter tornou-se indispensável para a pele.

Olhos: no início dos anos 1990, a maquiagem dos olhos era muito natural e centrada em torno do uso de marrons, taupes e nudes. À noite, um pesado olho esfumado criado com tons de marrom e preto permitiu que as mulheres copiassem o visual sexy adorado pelas melhores supermodelos do mundo, antes de terminar o visual com sobrancelhas finas e altamente arqueadas. Para o outro extremo do espectro, o grunge foi uma tendência enorme, e nada demonstrou isso melhor do que um delineado preto borrado ao redor dos olhos... Quanto mais bagunçado, melhor.

Lábios: possivelmente, o elemento de beleza mais memorável da década de 1990 foram os lábios e, mais importante, o delineador labial. Um suave olhar natural foi visto em todos os lugares, da passarela para a tela grande, com a sombra perfeita sendo pelo menos dois tons mais escuros do que a cor natural dos lábios. Batons foscos em tons de rosa de fundo marrom, nudes escuros e tons de vinho tinto foram os mais desejáveis, mas, em relação à segunda metade da década, acabamentos mais brilhantes tornaram-se mais populares.

Cabelo

A época foi marcada por diversos tipos de cortes de cabelo como rabo de cavalo lateral, curto penteado para a frente, cabelo estilo miojo, cabelo espetado, estilo cantora country, cabelo frisado, cabelo tigelinha, os diversos cortes de cabelos de Rachel, da série *Friends*, personagem de Jennifer Aniston, o corte estilo Vanilla Ice, cabelo com muitas presilhas, cabelo estilo estilo Cobain e cheio de trancinhas.

Inspiração cromática

BATOM

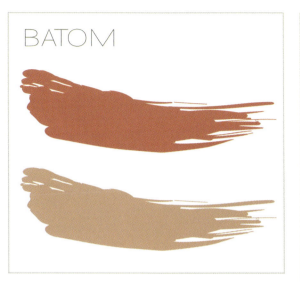

BLUSH

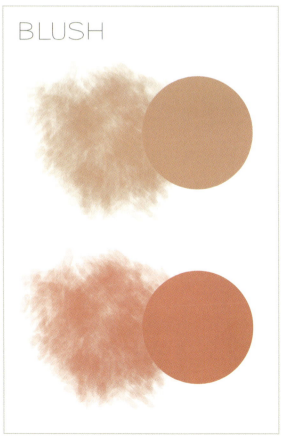

SOMBRA/LÁPIS

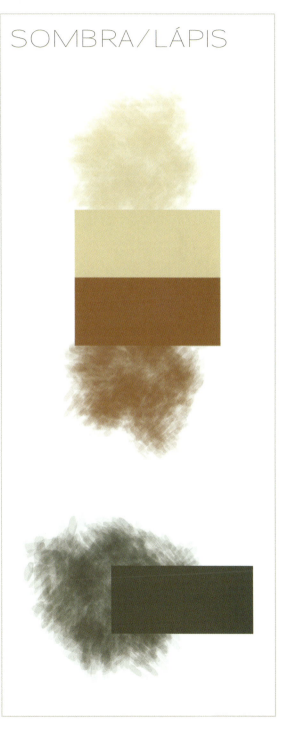

87

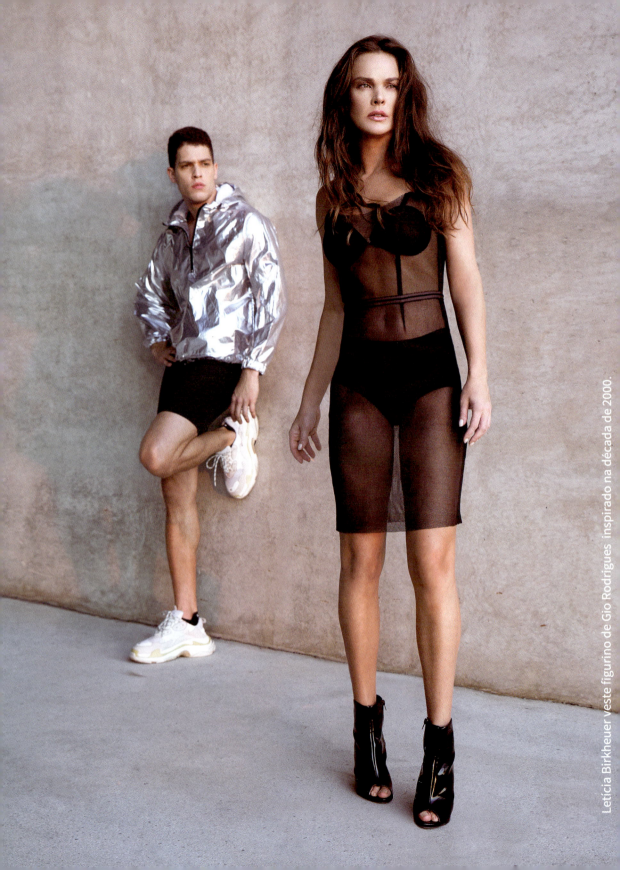

Letícia Birkheuer veste figurino de Gio Rodrigues inspirado na década de 2000.

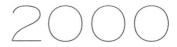

Principais características desta década

Cenário histórico

A década de 2000 foi marcada pela guerra ao terrorismo, repleta de ataques em grandes cidades e ações militares dos Estados Unidos em países do Oriente. Essa guerra foi desencadeada no início da década após o ataque terrorista ao World Trade Center[16] que chocou o mundo em 11 de setembro de 2001. Outros fatores que definem esse período são a consolidação da internet como veículo de comunicação em massa e armazenagem de informações, dominando o ritmo do mundo. A tecnologia chega às massas com MP3 players, celulares e computadores, que se tornam extremamente populares. O YouTube torna o compartilhamento de vídeos extremamente popular. A indústria dos jogos eletrônicos rivaliza com a indústria de Hollywood, assumindo em alguns momentos o lugar de indústria do entretenimento mais cara, sofisticada e lucrativa. Reality shows (gênero de TV com base na vida real) como *Big Brother* são lançados em todo o mundo no início da década. A crise financeira de 2007-2008, também conhecida como a crise financeira global, é considerada por muitos economistas a mais séria crise financeira desde a Grande Depressão dos anos 1930. Foi uma década em que a NASA confirmou a existência de água congelada em Marte e na Lua.

- **2000**: Holanda é o primeiro país a legalizar o casamento entre pessoas do mesmo sexo;
- **2001**: Ataque terrorista ao World Trade Center marca o início da guerra ao terrorismo;
- **2001**: Apple lança o primeiro Ipod;
- **2002**: Euro torna-se a moeda oficial da maioria dos países da União;
- **2003**: Projeto Genoma Humano: cientistas concluem com sucesso o sequenciamento de cerca de 99% do genoma humano, identificando mais de 20 mil genes que criam a composição básica de DNA dos seres humanos;
- **2007**: Início da Crise Financeira Global;
- **2007**: Lançamento do primeiro Iphone.

Cenário da moda

Os anos 2000 foram uma década em que a obsessão por celebridades chegou ao auge. Em vez de supermodelos ditarem tendências da moda como na década anterior, celebridades, como Paris Hilton e Nicole Richie, foram ícones de estilo. Séries como *Friends* e *Sex and the City* foram fortes influenciadoras da moda nesse período. Especialmente as mulheres do *Sex and the City* eram importantes com suas vidas um tanto sonhadoras de Nova York, moda e amor. Filmes como *Legalmente loira* (2001), *O diário da princesa* (2001), *Meninas malvadas* (2004), *O diabo veste Prada* (2006) e *Os delírios de consumo de Becky Bloom* (2009) influenciaram e foram influenciados pela moda nesse período.

---

[16] O World Trade Center original foi um grande complexo de sete edifícios na região de Lower Manhattan, Nova York, Estados Unidos.

No início da década, designers de moda reciclavam estilos existentes nas últimas décadas e continuavam com um olhar minimalista, polido e autoral. Roupas vintage e retrô, especialmente a moda dos anos 1960, 1970 e 1980, tornaram-se extremamente desejáveis. O estilo de toda a década foi criado de um olhar para trás, não para a frente. As mulheres afastaram-se dos estilos unissex da década precedente e em meados dos anos 2000 adotaram o skinny jeans. Roupas mais ajustadas ao corpo eram igualmente populares para ambos os sexos.

Outras peças que compunham o guarda-roupa eram túnicas com cintos, blusas de alças mais longas sobre uma blusa ou camisa, leggings, botas de cano alto com bico fino, calças capri, e outras de inspiração vintage.

Desde a década de 1980, o mundo do esporte influencia as tendências de moda. Os esportes estão intrinsecamente ligados a valores e aspirações e estilo de vida. Na década de 2000, a moda incorpora tecidos tecnológicos dando movimento ao corpo e a pele fica mais exposta em transparências e texturas vazadas. Peças de roupa que começaram como acessórios funcionais para atividades esportivas rapidamente se tornaram itens básicos nos guarda-roupas comuns. Com o passar dos anos, designers começaram a adotar uma imagem mais colorida, feminina e excessiva.

Principais musas da época

Entre as mulheres que mais influenciaram a moda e a beleza na década de 2000 podemos citar: Natalie Portman, Kate Hudson, Reese Witherspoon, Keira Knightley, Anne Hathaway, Marion Cotillard e Halle Berry, primeira mulher negra a receber o prêmio de melhor atriz no filme *Monster's Ball* (A Última Ceia) em 2002.

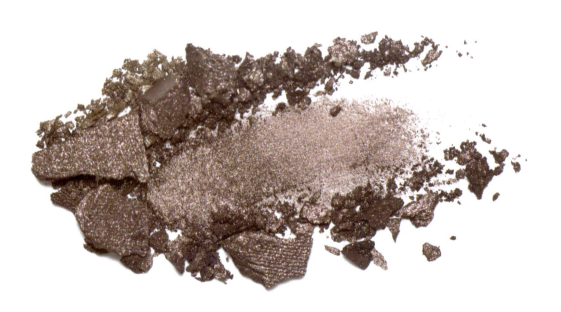

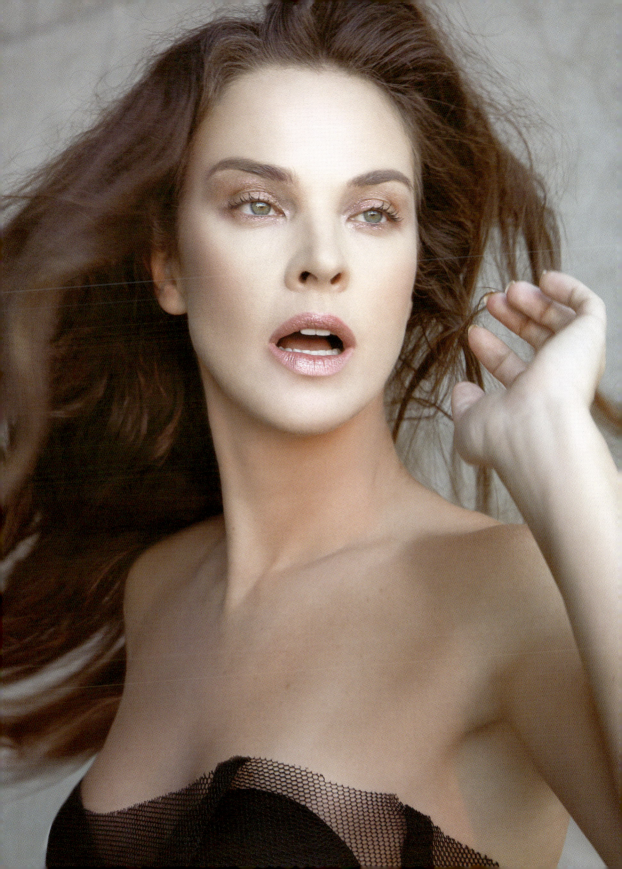

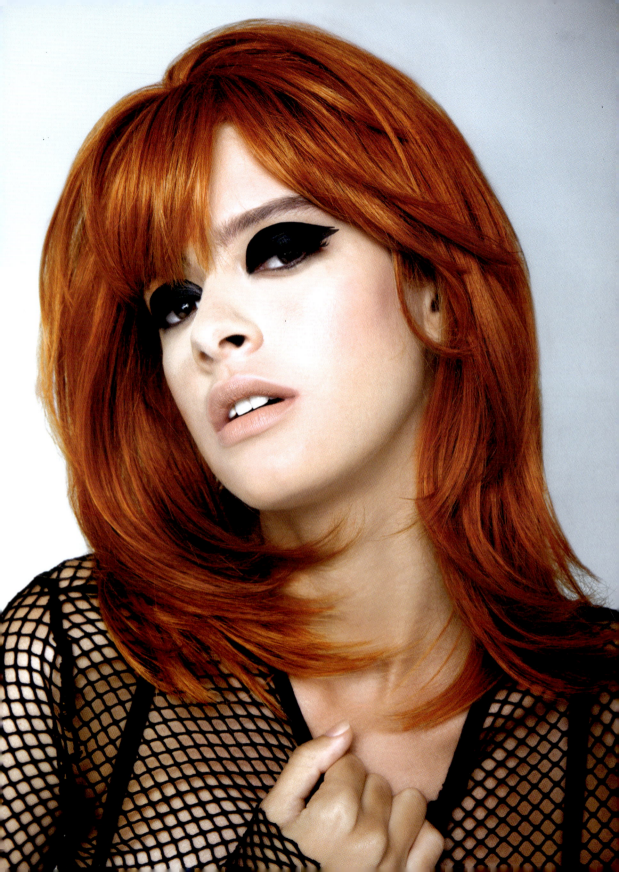

Estrelas pop como Britney Spears, Rihanna, Christina Aguilera e Jennifer Lopez eram populares, e os primeiros anos da década também viram a ascensão da rainha da nossa sociedade moderna: Beyoncé. Lady Gaga, Katy Perry e Taylor Swift são algumas das estrelas pop que chegaram à fama no fim dos anos 2000. As estrelas da Disney como Hillary Duff, Selena Gomez e Miley Cyrus foram adolescentes populares.

Maquiagem

A última década ainda não é uma lembrança distante, mas já entrou nos livros de história da maquiagem. O início da década foi marcado pela explosão do culto a celebridades. Cantores, atrizes e estrelas de reality shows estavam ocupados em expandir sua própria marca, adicionando seu nome a tudo, desde roupas até perfumes. Essa ênfase nos negócios e na vida foi traduzida para o estilo e a beleza por ícones como Beyoncé, Jennifer Lopez, Victoria Beckham e as estrelas de *Sex and the City*. Olhar brilhante, glamour e ser o mais sexy possível era o objetivo principal, especialmente para estrelas adolescentes que agora queriam ser levadas "mais a sério" pelo mundo, como Britney Spears e Christina Aguilera. Cuidados com a pele e maquiagem mineral também começaram a se tornar mais populares no final da década, já que as mulheres estavam ficando preocupadas com o tipo de produto que estavam usando em sua pele.

Principais características da beleza

Pele: se os anos 1990 eram todos sobre a pele mínima e fosca, então os 2000 eram o total oposto. A pele ultrabronzeada coberta por um brilho dourado que podia ser visto do espaço enfeitou tapetes vermelhos e capas de revistas em todo o mundo. Essa pele brilhante foi projetada para refletir o estilo de vida glamoroso que essas estrelas de música e cinema estavam vivendo na época. Basicamente, você nunca poderia usar bronzer demais. A pele deveria estar absolutamente perfeita sem defeitos ou manchas escuras à vista.

Olhos: embora os anos 2000 não tivessem realmente uma aparência definitiva, o olho esfumado recebeu uma atualização fascinante para a versão simples dos anos 1990. Durante essa década, os marrons e os pretos foram aprimorados para bronzes e dourados, azuis meia-noite e pratas, em acabamentos cintilantes que escureciam e atraíam a luz para os olhos. Nenhum olhar esfumado era completo sem cílios incrivelmente longos e sobrancelhas finas e perfeitamente arqueadas.

Lábios: se houve um produto que definiu uma geração durante os anos 2000, foi o lipgloss, brilho labial. Lábios cintilantes e volumosos em tons rosas e nudes estavam em todos os lugares, desde vídeos de música a programas de TV, o brilho dava a ilusão de os lábios parecerem mais cheios.

Cabelo

Algumas tendências desse período foram loiro platinado com mechas escuras usado por Lindsay Lohan e Jessica Simpson. Mechas marcadas com o tom destacado muito mais claro que o cabelo natural, como usado por Kelly Clarkson. A escova era feita com as pontas viradas para fora. Outro corte popular foi o de franjas assimétricas como as usadas por Hillary Duff e Ashlee Simpson.

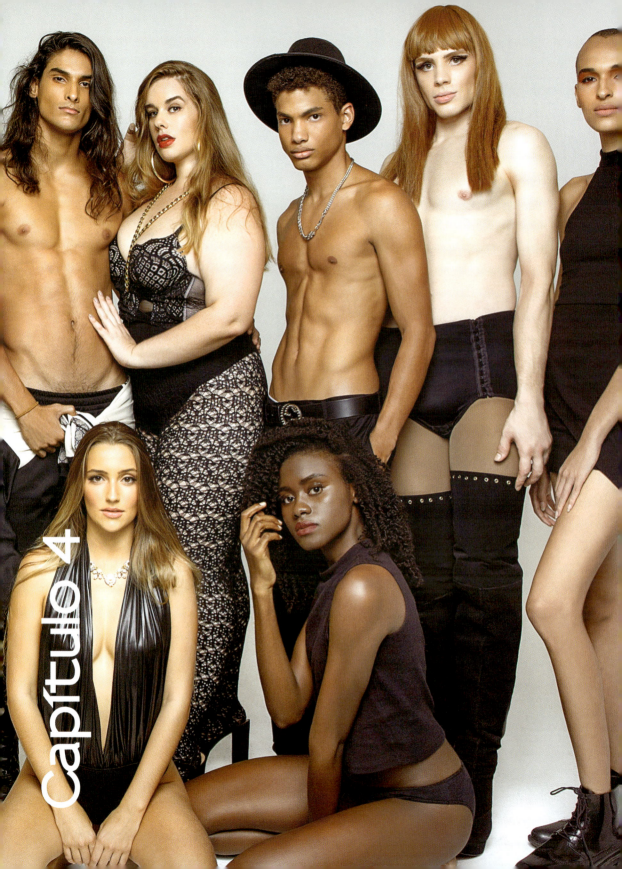

A estética atual: diversidades contemporâneas

No decorrer do último século, depois de várias décadas de padrões sociais e estéticos tão definidos, especialmente a partir do fim dos anos 1970, houve uma busca por mais liberdade, a procura pela autoria, pelo posicionamento no mundo tanto do ponto de vista estético quanto do ponto de vista comportamental. Essa mudança de comportamento rompeu estereótipos e abriu caminho para que cada indivíduo pudesse se posicionar no mundo. Várias normas e padrões foram quebrados, como a distinção das pessoas por faixa etária, posição social, escolha sexual, posicionamento de gênero ou status profissional. Passa a não existir mais um perfil padrão: vivemos em uma época de intensa expressão das estéticas divergentes, em que podemos "comunicar" ao mundo o que somos ou o que desejamos ser e buscar nossa melhor versão.

A cor da pele deixou de ser um traço diferencial entre as pessoas. Questões religiosas ainda dividem um pouco o mundo, mas existe muito mais liberdade com relação à escolha da religião, principalmente na cultura ocidental. No campo sexual, também não existem códigos intocáveis. Apesar desse avanço, o PREconceito ainda existe e consiste no estranhamento de outra realidade. O dicionário define preconceito como uma opinião desfavorável com base unicamente em um sentimento hostil, motivado por julgamentos ou generalizações apressadas. Ter preconceito é algo negativo, e muitas pessoas alimentam esse sentimento por toda a vida sem perceber, no entanto, que ele diminui conforme elas se dão conta de que se trata de uma atitude intolerante.

O preconceito limita a criação; quando você aceita as diferenças, enriquece tanto como ser humano quanto como artista. É fundamental que o criador não faça nenhum tipo de prejulgamento, principalmente sobre a identificação visual, pois a inspiração pode surgir de um pequeno detalhe existente na diferença. Ele então coleta esses dados para incorporá-los na conceitualização de seu trabalho. Portanto, é importante ter um olhar generoso sobre tais diferenças e saber utilizá-las a qualquer momento, como um recurso criativo.

Estamos em um processo muito complexo de evolução. Vivemos em uma era digital em que há uma constante exposição de imagens de diversas realidades. Hoje celebramos a individualidade e a diferença, e o quanto é valioso observá-las e concluir que tudo faz parte do mesmo universo. Como artistas e criadores, precisamos estar atentos para saber extrair o melhor dele. Mesmo que você goste e se identifique com determinado estilo, deve estar aberto para absorver todas essas nuances. Inspire-se nesse panorama, que exalta a diversidade na beleza contemporânea.

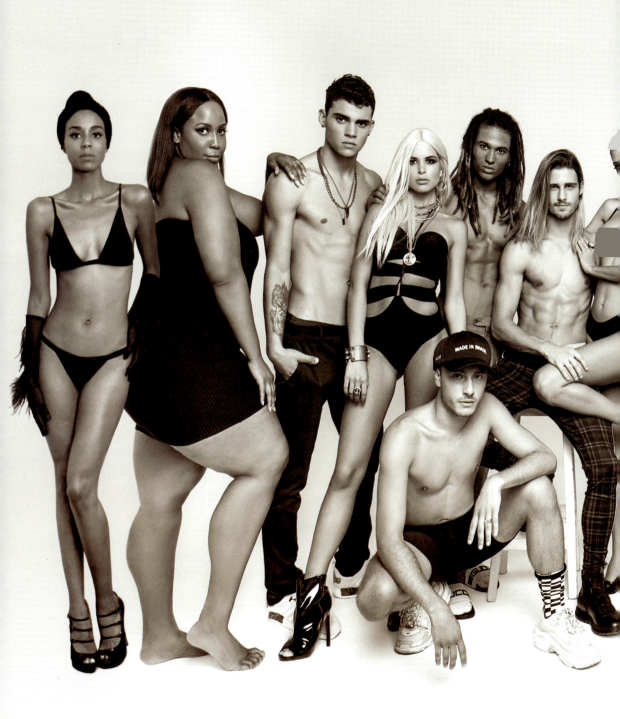

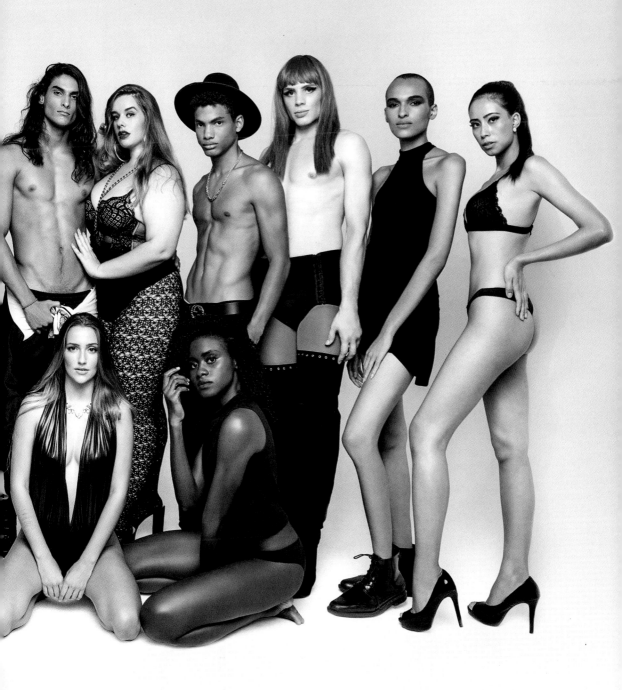

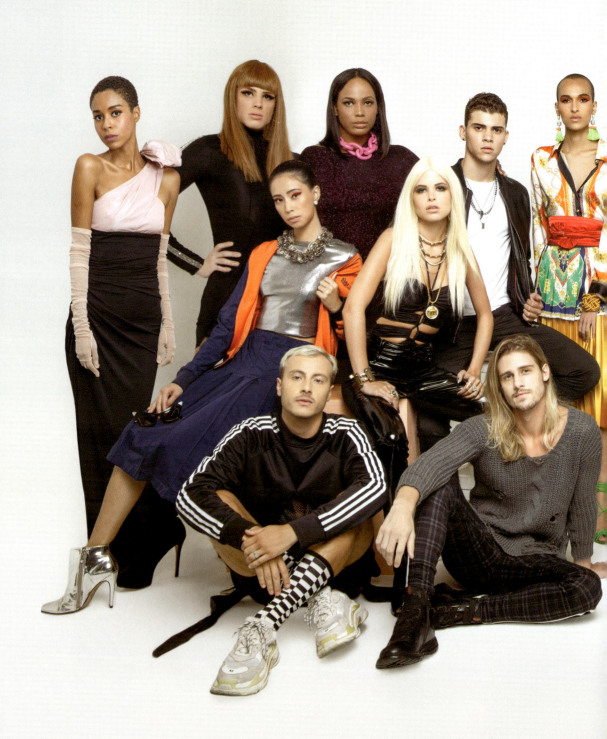

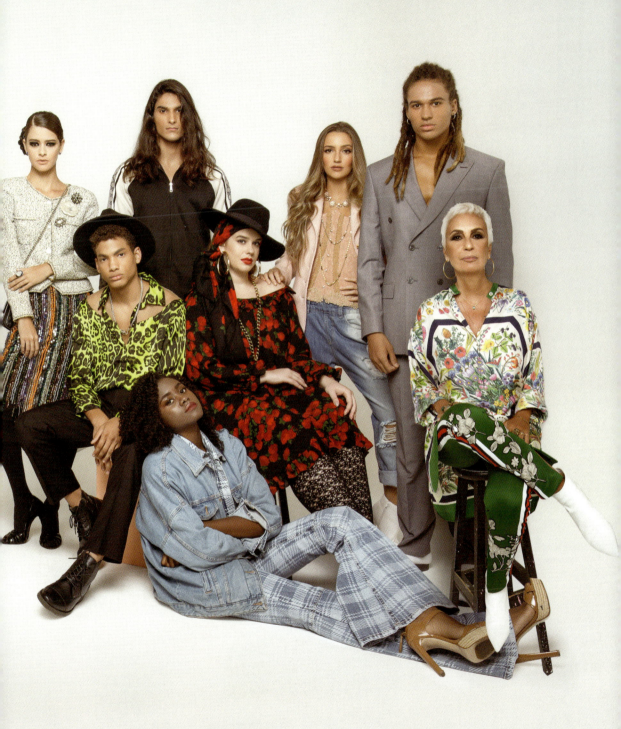

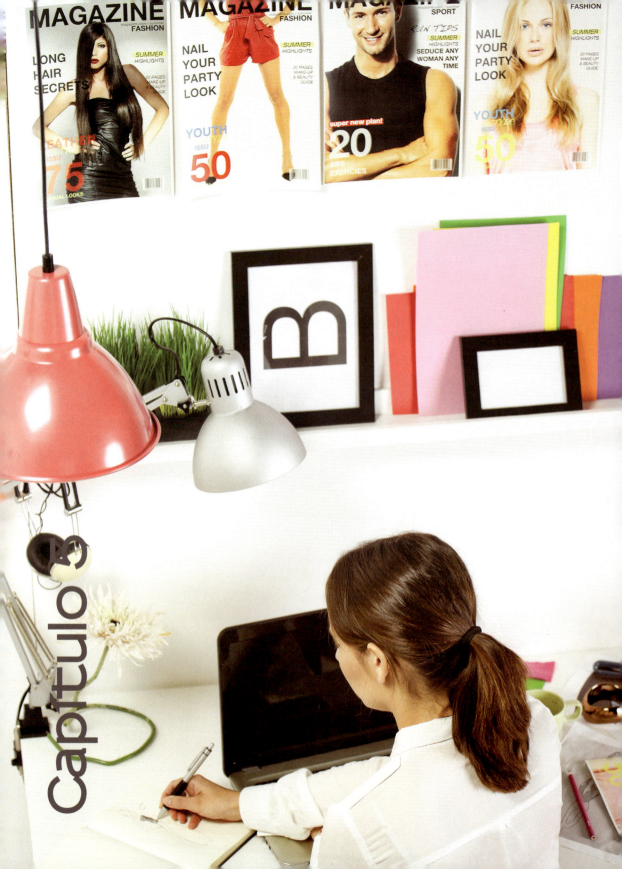

Desenvolvimento profissional: pesquisa e processo criativo

A arte da observação, inovação e o processo de pesquisa e captação de sinais

> Uma nova tendência é caracterizada por uma sensibilização em direção a um novo estilo e uma demanda acelerada entre os consumidores daquele segmento. Tendências não nascem do acaso, são uma evolução lógica, uma resposta a evoluções sociais e mudanças no parâmetro cultural ao longo do tempo. Tendências são lucro esperando acontecer.
>
> Martin Raymond (cofundador do The Future Laboratory)[17], 2009.

Nada nasce por acaso, e um talento não se revela da noite para o dia. Para desenvolver um repertório pessoal, é preciso aguçar o olhar, investigar, perceber, desenvolver habilidades técnicas e buscar algum resultado inovador por meio da prática e de tentativas.

O processo criativo é uma sucessão sistemática de ações em uma direção definida, são os passos no desenvolvimento de novas ideias e varia muito de profissional para profissional, de marca para marca e de segmento para segmento de mercado. Mas, na maioria dos casos, esse processo se inicia com uma pesquisa.

A pesquisa é a base para o desenvolvimento da intenção de um profissional de beleza. Ela é um processo de busca por elementos que vão inspirar e conceituar um projeto criativo, uma etapa fundamental quando se procura um aprofundamento, um catalisador na busca de uma identidade própria ou quando a intenção é inovar.

A pesquisa é fruto de um processo de observação — um ponto de encontro entre o olhar e o perceber.

---

[17] The Future Laboratory é uma agência de consultoria de pesquisa e estratégia de branding em 14 segmentos da indústria, como tecnologia, moda, varejo, finanças, gastronomia etc., estabelecida em Londres, Nova York e Melbourne. Martin Raymond é cofundador da agência e editor-chefe da revista *Viewpoint*, focada em macrotendências e comportamento de consumo.

Um profissional de beleza precisa acompanhar não só os movimentos estéticos, mas também aspectos ligados às diversas áreas, como lançamentos de livros, músicas e filmes, que acompanhavam o estilo das estrelas da música, do cinema e da televisão. É preciso saber o estilo de vida das pessoas, o que elas consomem, do que necessitam e o que buscam, assim como ter conhecimento sobre as macrotendências de beleza, moda e decoração.

Durante seu processo de pesquisa, é importante você registrar as evidências e inspirações. Em um primeiro momento, faz-se uma coleta de memórias e referências encontradas ao acaso. Normalmente, são armazenadas em um diário pessoal (espécie de livro ou caderno de desenho). Você poderá fazer anotações, colagens e registro das cores, formas e texturas que sobressaíram nesse processo. Essa primeira etapa pode ser feita de forma bem orgânica, é uma coletânea genérica de inspirações. Mas, em um segundo momento, é preciso dar foco à pesquisa e se aprofundar em temas específicos de acordo com os projetos.

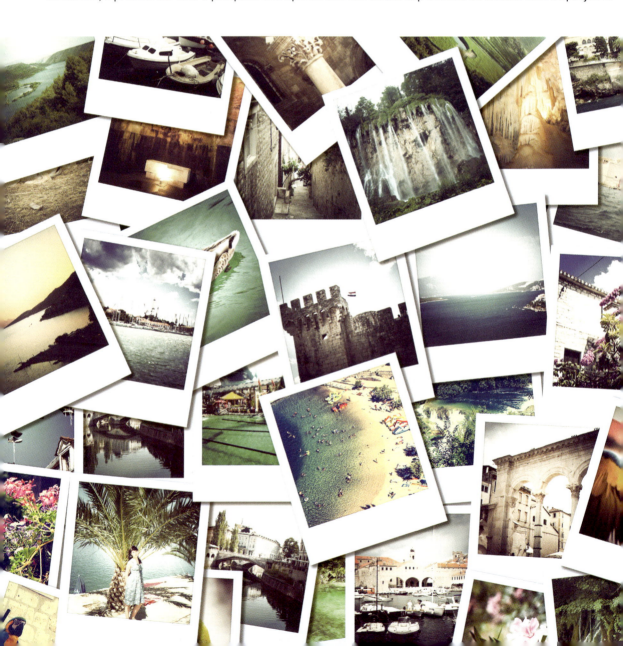

Organização e apresentação da pesquisa

Depois disso, muitas vezes a pesquisa precisa ser organizada e apresentada. Uma forma de organizar e apresentar essas informações é montar um painel de tendências ou painéis de inspiração.

O painel de tendências é uma espécie de colagem, que consiste em imagens, textos e amostras de objetos que captam uma atmosfera e transferem uma sensação em uma composição. Ele pode ser físico ou digital, pode ser feito em um mural, folha avulsa ou no próprio diário do profissional.

Painéis de tendências são usados por profissionais em diversos segmentos, como uma ferramenta que ilustra visualmente o estilo que eles estão buscando, e podem ser ferramentas de apresentação extremamente eficazes, pois são capazes de explicar visualmente determinado estilo de cabelo ou a composição do conceito de beleza, por exemplo. São uma ferramenta visual que informa rapidamente aos outros a "sensação" global (ou "fluxo") de uma ideia, de um projeto, sendo uma ótima forma de comunicar a intenção a toda equipe.

Uma vez que um profissional tem um conceito definido – às vezes rigoroso ou muitas vezes mais solto – na sua cabeça, é hora de começar a construção da imagem, indicando todos os elementos das diversas artes a serem usados na composição. Alguns aspectos serão eliminados no processo de desenvolvimento, mas o importante é propor uma imagem que se adeque ao brief[18] ou às necessidades do cliente. Esse é um momento mágico, de encantamento do seu cliente, e deverá ter um estilo que o distinga como um profissional de beleza.

Um exemplo de como utilizar os conceitos relativos à pesquisa e à intenção descritos acima seria: você foi convidado a trabalhar na caracterização de um personagem de uma novela que se passa em Cuba — um país insular localizado no Caribe. Em sua pesquisa, você encontra várias fotos do país, lê sobre o clima, os fatores políticos, a história e se inspira na cultura, arquitetura local e beleza natural. A segunda etapa da pesquisa será bem focada em todos os elementos visuais que possam servir de inspiração para lhe dar embasamento para criar. Feito isso, você pode assinalar as principais cores, formas, texturas e detalhes mapeados. Quanto mais rica sua pesquisa, maior domínio sobre o tema e mais inovadores podem ser os resultados que você vai encontrar.

O que os profissionais da beleza pesquisam?

Profissionais de beleza são pessoas curiosas por natureza e estão sempre em busca de novas ideias e sedentos por inspiração criativa — elementos que possam apoiar no processo de criação de seus novos trabalhos.

São profissionais influenciados pelo meio em que vivem, onde cada ambiente tem características específicas, sejam culturais, genéticas, climáticas etc. Isso faz com que as pesquisas dos maquiadores e cabeleireiros sejam diferentes de acordo com seu ambiente e, consequentemente, seus trabalhos sejam diferentes de acordo com sua origem ou local de atuação profissional. Profissionais de beleza devem analisar seus ambientes naturais e urbanos, sua localidade e os recursos encontrados nela. Devem gravar e traduzir impressões do mundo, observar todas as referências visuais e buscar interpretações experimentais, usando essas informações como fonte para desenvolvimento de novos trabalhos. Isso significa experimentar com cores, formas e texturas como constantes formas de inspiração.

---

[18] A palavra brief, em inglês, é muito usada na indústria criativa e significa o escopo do trabalho. Tem o objetivo de transmitir resumidamente informações importantes para os profissionais envolvidos, como dados do cliente, o objetivo do trabalho e o efeito esperado, facilitando, dessa forma, o trabalho dos profissionais de modo que eles consigam produzir o efeito desejado pelo cliente.

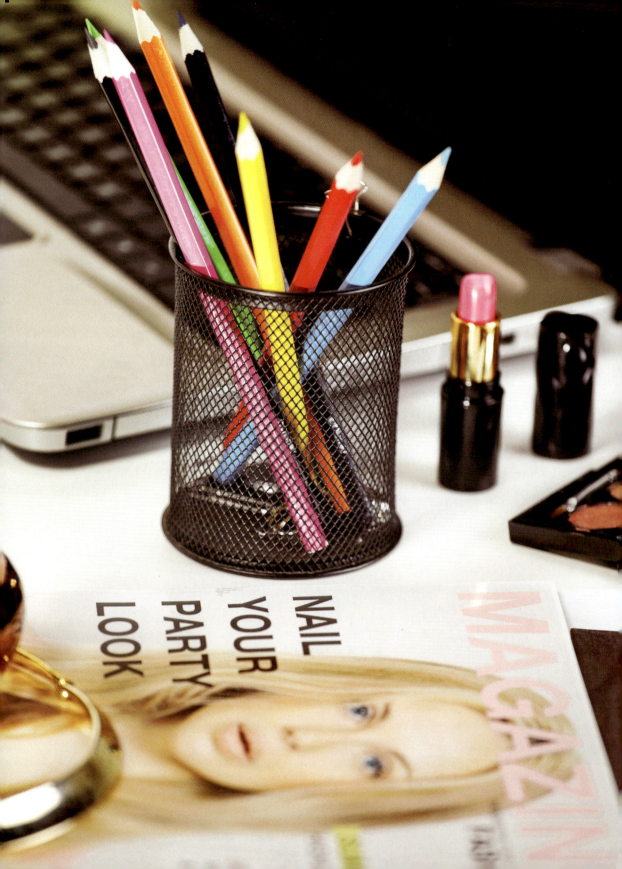

Tipos de pesquisa

Pesquisa primária

Esse tipo de pesquisa se refere a objetos, lugares ou situações vivenciados pelo criador, algo que ele tenha visto, ouvido, tocado em um passeio ou viagem. Criadores tendem a gravar em seus diários desenhos, pinturas, fotografias, embalagens de produtos ou qualquer outro elemento que os tenha inspirado. É ideal também que se incluam anotações ou esboços para contextualizar novas ideias registradas, já que o criador é o único a saber a razão de estar coletando aquelas informações específicas no ato da pesquisa. Exemplo: uma embalagem de um produto pode inspirar a paleta de cores de uma maquiagem ou a foto de uma atriz em um filme pode inspirar o visagismo de uma cliente.

Esse material serve como fonte original da informação sobre um tópico, conceito ou tema e embasará a intenção do profissional de beleza.

A pesquisa primária desenvolve todos os sentidos de um criador e é uma resposta imediata regida por influências de seu ambiente, resultado da impressão do que estava ao redor do criador em dado momento.

A pesquisa também pode incluir coletânea de informações obtidas em festivais, feiras, carnavais ou qualquer outra experiência que remeta a humores, exuberância, sobriedade, decadência ou qualquer outro efeito que o criador deseje colocar em seu trabalho.

Uma visita a uma exposição ou a um acervo permanente em um museu ou galeria de arte faz com que você reflita sobre seu próprio trabalho. Uma ótima desculpa para sair da sua rotina e de sua zona de conforto para aprofundar seu conhecimento, capturando inspirações, seja no trabalho de obras mais clássicas do passado, seja nas obras de artistas emergentes.

Resultados da pesquisa primária

• **Fontes visuais:** registro físico e táctil que poderá ser consultado pelo profissional no processo de desenvolvimento criativo, servindo de referência de cor, forma e textura.

• **Experiência sensorial:** todos os sentidos podem ser evocados por meio do contato do criador com as imagens e os objetos coletados, como a temperatura, a textura, o peso, a maciez etc.

• **Ativação da memória:** ao rever os materiais, o profissional poderá reviver as emoções, os sentimentos, as sensações vividas no momento inicial da coleta. Por isso, é importante associar pequenas anotações ou esboços com relação ao material coletado.

• **Encantamento:** a pesquisa primária produz um encantamento que deverá estimular e inspirar o profissional e, consequentemente, seu cliente.

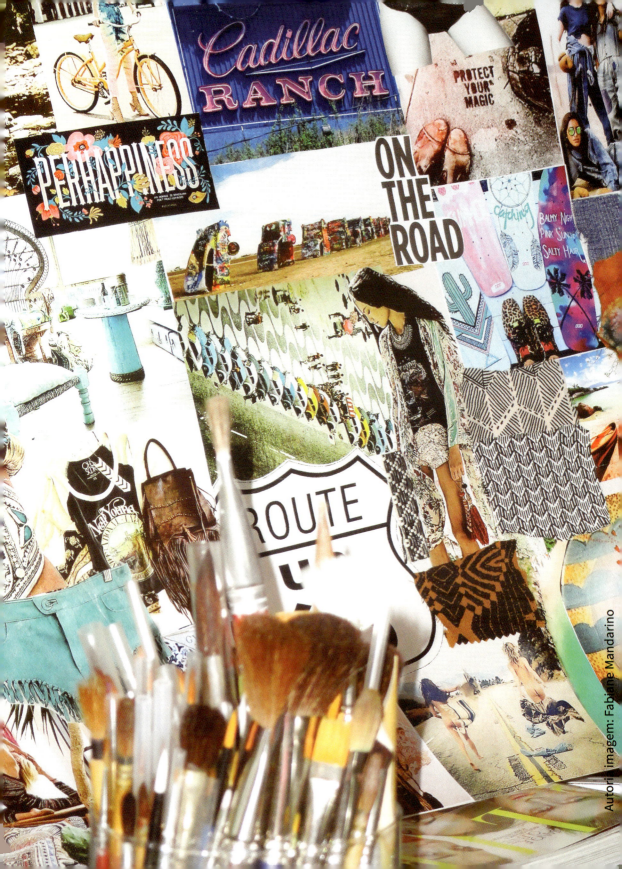

Ferramentas para pesquisa primária

• **Escolha sua companhia criativa:** o diário criativo é uma das suas principais ferramentas de pesquisa. De diversos formatos, do A5 ao A2, ele pode ser costurado ou ter espirais laterais ou no topo. Antes de escolher o seu, deve-se pensar em como usá-lo em sua pesquisa. Se desejar levá-lo em campo, um formato A2 pode ser inconveniente. Pense em seu diário como sua companhia criativa. O diário criativo é uma ferramenta de reflexão e de referência que você poderá sempre consultar.

• **Material de desenho:** antes de desenhar, é preciso escolher as ferramentas adequadas para a pesquisa que está fazendo, pois elas devem refletir adequadamente o conceito que está sendo trabalhado.

Reflita da seguinte forma: a intenção reflete fragilidade? Rigidez? Transparência? Você deseja um efeito opaco? Brilhoso? Você deverá analisar as propriedades da temática e escolher o material mais adequado para refletir os efeitos dela. Experimente com lápis de cor, pastel seco, aquarela e até mesmo a própria maquiagem.

• **Fotografia:** a fotografia é uma excelente ferramenta de pesquisa primária, é uma forma de expressão, uma técnica de representação do real. Pense sobre a composição, sobre a luz, o ângulo e se as lentes usadas são adequadas. Você precisa capturar texturas? Ou somente uma composição geométrica? A princípio, poderá ser a própria câmera de seu telefone, por exemplo. Sua câmera deverá ser adequada de acordo com a intenção da sua pesquisa. Avalie se você vai precisar de uma máquina compacta ou de uma câmera com lente macro, por exemplo.

Dicas em técnicas de observação

• **Coleta de informações**

Lembre-se de que você estará coletando informações para serem usadas com uma finalidade específica, seja ela para conceituar um cabelo, seja uma maquiagem. Registre todos os elementos visuais (linhas, formas, texturas, cores) e indique como você poderá usar essas referências para conceituar seu trabalho.

• **Perspectiva**

Tente ver as coisas sob novas perspectivas, de formas diferentes. Faça um zoom, olhe o objeto por um espelho, observe sob diversos ângulos, tire fotos e examine de diversas formas. Use sua imaginação nesse momento para ver novos potenciais a cada dia.

• **Colecione**

Tente coletar diferentes papéis, texturas, fotos de revistas, referências cromáticas e outros elementos de inspiração para serem usados como referência no processo de criação.

Considere-se um explorador que vê o mundo ao seu redor pela primeira vez. Quando paramos para observar as coisas, percebemos os verdadeiros detalhes que antes, muitas vezes, passaram despercebidos.

Pesquisa secundária

Trata-se de informações coletadas de forma indireta, como em livros, revistas, museus, filmes, criações de outros designers ou relatórios de bureaus[19] especializados em consultoria de tendência. Você poderá usar essa forma de pesquisa, principalmente quando a informação for difícil de ser diretamente encontrada.

Um exemplo seria pesquisar em sites de tendência de moda ou beleza. Você poderia consultar os relatórios para validar sua própria pesquisa. No entanto, é fundamental não contar somente com esse tipo de pesquisa como única fonte de inspiração. Você será mais motivado a inovar se experimentar em primeira mão o tema da sua pesquisa.

Ferramentas para pesquisa secundária

• Revistas e livros (digitais ou impressos)

Revistas são uma excelente fonte de inspiração para assuntos populares ou assuntos específicos de determinada indústria. Oferecem previsão das tendências ou mapeamento do espírito de nosso tempo. Consistem em uma excelente fonte de referências visuais.

Livros oferecem inspiração, pois podem aprofundar seu conhecimento em sua área de atuação. Eles podem ser teóricos, oferecer contextualização histórica, falar sobre movimentos em design ou sobre um designer que você admire.

• Relatórios de bureaus de tendências (digitais ou impressos)

Sumários pontuais com textos e recursos visuais criados por empresas de consultoria especializadas em mapeamento de sinais.

Ambos os tipos de pesquisa são importantes. Na pesquisa primária você estará presenciando vivências em primeira mão, na pesquisa secundária você estará expandindo seu conhecimento de forma global. Um bom profissional saberá equilibrar os dois tipos de pesquisa no processo de desenvolvimento e aprofundamento de suas ideias e projetos de beleza.

---

[19] Bureaus vêm do termo em francês *Bureaux du style*. São empresas especializadas em pesquisas de tendências, que trabalham com a transmissão das informações dessas tendências para os profissionais de moda.

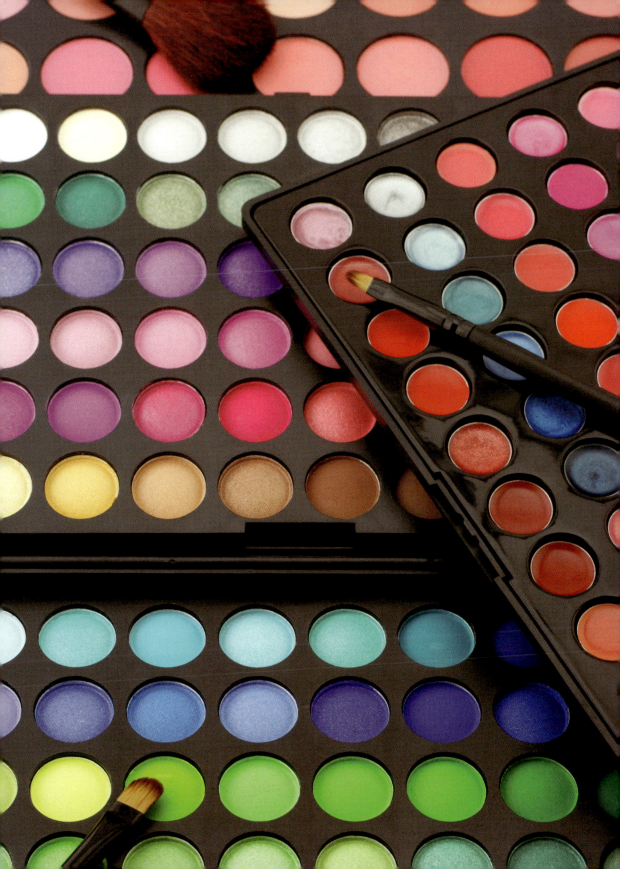

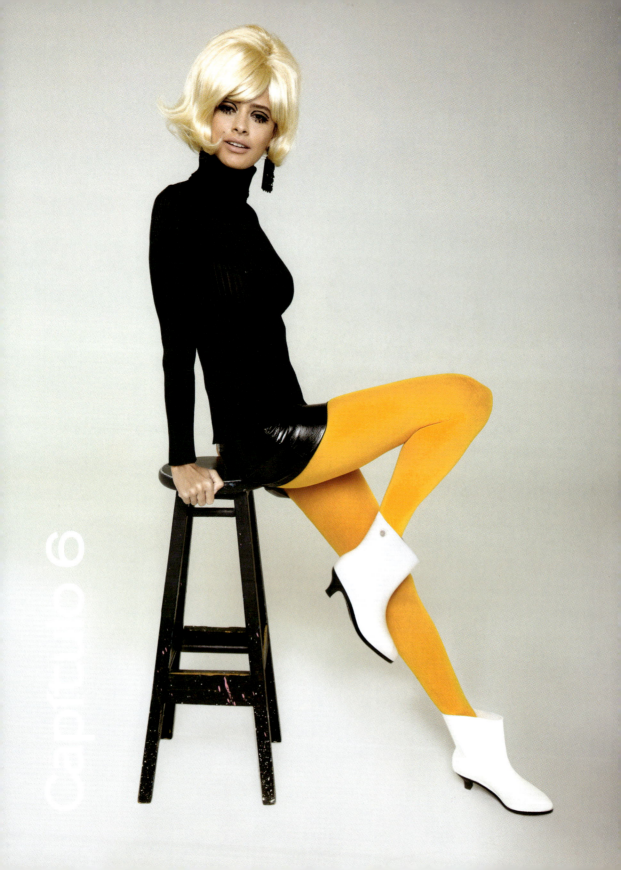

Beleza autoral: como conceituar um trabalho?

Descubra a importância de conceituar seu trabalho

Seu DNA criativo lhe dará distinção no mercado de trabalho independentemente da área da beleza em que você desejar atuar. Quando iniciamos nossas carreiras, ainda não temos essas características de forma clara e definida. Esses atributos serão polidos ao longo do tempo, a cada projeto, a cada pausa entre trabalhos em que o profissional para a fim de refletir sobre os resultados obtidos, a cada nova pesquisa e durante o processo de experimentação da prática e a cada momento em que se desafiar a interpretação de um conceito rumo à inovação. Sua intenção se inicia na observação e se desenvolve na persistência da tentativa da descoberta de um novo repertório.

> A liberdade criativa traduz-se em um laboratório extenso de experimentações, na busca pelo novo, inusitado, ele reflete a espontaneidade, a improvisação, e captura a essência da inocência, a forma de beleza mais pura e verdadeira do ser humano.
>
> Daniela Lago, artista plástica, Londres.

Receitas para o sucesso criativo

> O conhecimento criativo é a forma mais perfeita de conhecimento. Ao criar eu sou também a própria criação.
>
> Rollo May[20]

Segundo o psicólogo americano Rollo Reece May, em seu livro *A coragem de criar*, a criatividade é a atuação positiva em direção ao novo. Profissionais criativos necessitam produzir ideias e inovar. É importante ter reservas criativas internamente e externamente também. Mas onde podemos encontrar ideias para nos manter ativos no campo criativo? De onde podemos tirar inspirações?

---

[20] Rollo Reece May, nascido em Ohio (USA), foi um psicólogo existencialista famoso por livros como *Love and will*, lançado em 1969 e *A coragem de criar*.

Dicas para manter-se inspirado

A seguir, veja os quatro principais pontos envolvidos na prolificidade criativa: 1) Pausa, 2) CRIação, 3) Estímulos e 4) Limitações.

1- Pausa

Vivemos em um ritmo de constante agitação, e o tempo tornou-se um bem comum muito precioso. Em meio a todas as tarefas e ao excesso de informação, muitas vezes nos esquecemos de parar. Ficamos sem tempo para o silêncio. E essa pausa é fundamental para deixar acontecer algo novo. Para podermos abrir nosso olhar e observamos sem nenhum tipo de PREconceitos.

> Acredito que no atual mundo em que vivemos de eterna agitação, o silêncio torna-se algo incomum, uma raridade, mas a sua importância torna-se vital no processo de autoconhecimento do ser humano. Um grande laboratório da nossa alma. Tem o poder de nos transformar, de nos fazer evoluir. Ouvir o silêncio desperta a dimensão calma e inspiradora que existe dentro de cada um de nós, deixando a verdade revelar-se para encontramos a nossa paz interior.
>
> Daniela Lago, artista plástica, Londres.

Seguem algumas dicas para praticar a pausa no contexto profissional:

- Após todo processo de pesquisa, análise ou edição de conceitos, é preciso criar algo novo. Para criar, precisamos do silêncio;
- Antes de criar, procure relaxar e esvaziar a mente;
- Se encontrar obstáculos sem soluções, tente mudar de atividade e depois retornar àquela tarefa;
- Crie momentos regulares em sua rotina para criação de algo novo;
- Inclua atividades como cursos e visitas a exposições e lugares inspiradores.

2- CRIação

> A inspiração existe, mas tem de te encontrar trabalhando.
> Pablo Picasso[21]

A prática da criação leva a mais criação ao longo do tempo. Quando você pratica, você aprende. Quando você aprende, suas habilidades e perspectivas se expandem. Quanto mais você cria, mais você é capaz de criar. Aproveite todos os universos conceituais expostos neste livro e pratique!

---

[21] Pablo Ruiz Picasso foi um pintor espanhol, escultor, ceramista, cenógrafo, poeta e dramaturgo que passou a maior parte da sua vida na França.

3- Estímulos

Será possível ter uma ideia realmente inédita hoje em dia?
Você se acha capaz de ter ideias inéditas e incríveis a todo momento?

Essas duas questões nos impulsionam e fazem refletir sobre o processo de criação. É muito importante manter-se inspirado com estímulos externos. Esses estímulos não precisam necessariamente estar diretamente relacionados com a sua área de atuação na beleza, mas devem ser de alta qualidade.

Faça uma lista de livros que você quer ler, filmes que você gostaria de ver, exposições de arte para visitar etc. Em seguida, comece a trabalhar o seu caminho por meio deles. Ao experimentar coisas novas, seu cérebro vai armazenar esses estímulos e afastar os detalhes. Quando você precisar de uma nova ideia, vai ter uma reserva criativa muito maior para usar.

4- Limitações

Outra palavra para isso é, simplesmente, rotina. Quando nos forçamos a sair de nossa rotina de criação, nossa zona de conforto, nos deparamos com um novo e poderoso impulso criativo. Mas essa rotina existe por uma razão e nos fornece uma estrutura de trabalho. Estruturas ou rotinas também podem ser úteis, pois, quando trabalhamos com restrições (como disponibilidade de tempo, de verba ou uma lista de materiais básicos), temos de trabalhar para chegar a formas de fazer as coisas de modo diferente ou mais eficaz. Isso nos desafia a pensar de forma inovadora, o que pode ser muito estimulante.

Quando conseguir combinar esses quatro ingredientes ao longo do tempo (e isso leva algum tempo), você vai acabar com uma tempestade de ideias positivas. Cuide de sua saúde criativa e desenvolva-a! Ela vai mantê-lo motivado e ativo enquanto criador. Aprofunde as fontes dos estímulos e você descobrirá um estilo próprio que lhe trará destaque e reconhecimento no mercado de trabalho.

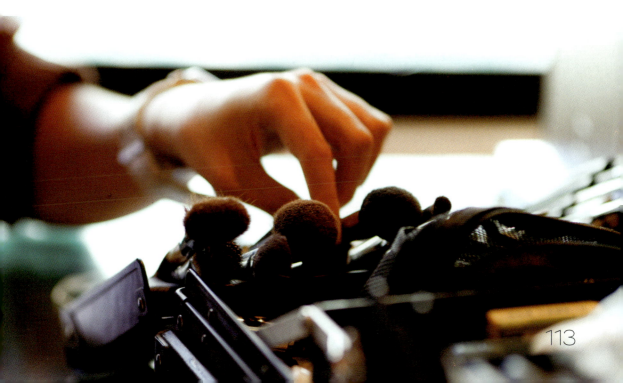

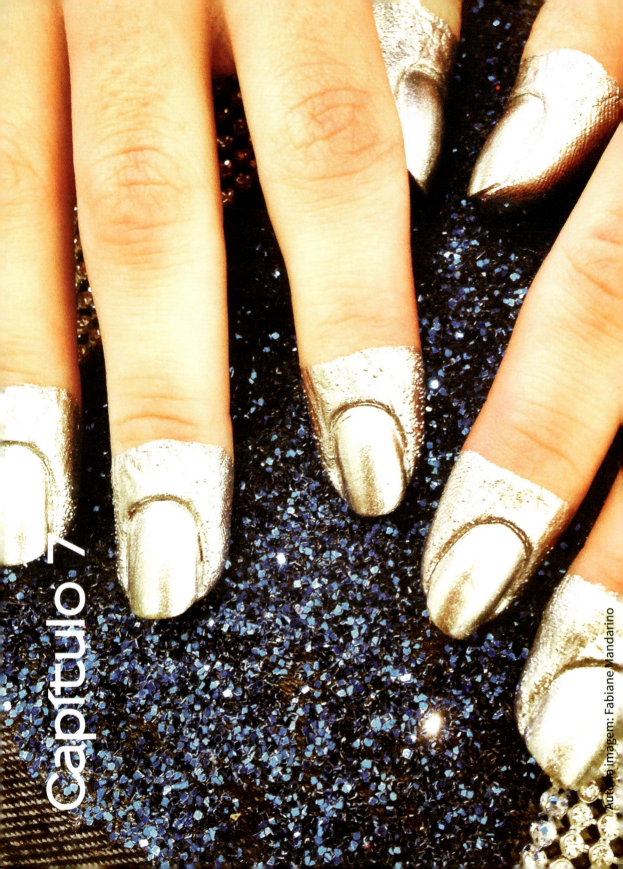

Capítulo 7

Autora da imagem: Fabiane Mandarino

Universos conceituais

Análise dos universos conceituais

Universos conceituais são grupos de macrotendências usados para mapear o comportamento humano e servem de referência para profissionais, criadores e para a própria indústria. Esse mapeamento estuda o "espírito" de nosso tempo com o objetivo de prever o desejo dos consumidores no futuro, com base no cenário político, social, econômico, em questões raciais, eventos culturais, acontecimentos marcantes etc., contextualizando o direcionamento criativo de acordo com o que é relevante para a sociedade.

As previsões dos universos conceituais podem ser feitas por profissionais de beleza, de maneira independente, por meio de pesquisas pessoais. Contudo, se você trabalha em uma empresa, poderá ter acesso ao material de pesquisa feita por agências de consultoria especializadas. Nesse caso, especialistas de diversas áreas, que atuam como analistas de tendência, indicam padrões de macrotendências que poderão influenciar a indústria para antecipar a inovação e interpretar futuras escolhas dos consumidores.

Hoje os analistas publicam suas previsões em plataformas digitais ou livros de tendência, que são segmentados em vários mercados de consumo, como os de moda feminina e moda masculina, beleza, moda infantil, lingerie, roupas esportivas, embalagens, design de interiores, entre outros.

Cada relatório compreende de três a quatro conceitos ou macrotendências, com diferentes fontes de inspiração e cujo tema é apresentado com textos e materiais gráficos. A informação visual – imagens, fotografias, croquis, amostras de materiais e paletas de cores – é acompanhada de um texto que descreve o pano de fundo, trata das formas específicas, dos materiais relevantes, da seleção de cores e das origens do tema. As paletas de cores têm vital importância, pois são geralmente o elemento de design presente desde a matéria-prima, responsáveis pela definição de cada estação ou tema.

Luminosidade

Devemos ver o mundo através de um olhar fotográfico, observar a forma dos elementos impressos e como a luminosidade e a cor interferem nessa representação. Considerar a luminosidade é uma das maneiras mais fáceis de definir a aplicação de certos tons nas artes da beleza, em épocas diferentes do ano.

Nas estações mais quentes, percebe-se maior incidência de luz, brilho e alegria. Em razão dessa vibração, as tonalidades são mais vivas e quentes, no entanto também é possível encontrar tons mais leves, expressos de maneira mais suave e adocicada, como uma cor dessaturada após a chuva de verão. Em contraponto, nas estações mais frias, buscamos proteção no conforto e no aquecimento; procuramos materiais mais aconchegantes e cores de mais "peso". Nossa inspiração são os tons presentes no ambiente nesse período, por isso usamos cores mais densas, mais ricas, mais escuras e profundas, que tornam o visual mais sofisticado e elegante, como em uma cartela de cromas da folhagem outonal.

Ao pensar a intenção do conceito de beleza de um projeto, devem-se considerar os elementos que interferem na luminosidade e o momento de exposição da imagem. Em uma proposta de imagem de maquiagem e de cabelo, as cores escolhidas para a composição serão de extrema importância para viabilizar uma ligação com o momento.

Universos conceituais neste livro

A intenção gerada com base em um universo conceitual é representada e viabilizada por múltiplas vertentes e tendências. Elas influenciam todos os aspectos da indústria de bens de consumo, como a beleza, o design de interiores, a moda e a gastronomia. Todas têm como fundamento um contexto cultural e são fruto de uma evolução lógica, uma resposta a evoluções sociais e mudanças no parâmetro cultural ao longo do tempo.

Para definir o conceito de beleza deste livro, foi realizada uma pesquisa pessoal de inspirações, em que resumimos as principais tendências dos últimos anos e propomos oito imagens conceituais que ilustram cada universo: Monalisas, Universo artesanal, Universo elemental e Contrarregra, referentes à luminosidade invernal; e Cultura pop, Novo romantismo urbano, Exuberância tropical e Zentech, referentes à luminosidade do verão.

A seguir, acompanhe os exercícios de construção de imagem desses conceitos, divididos entre luminosidade de inverno e luminosidade de verão. Aproveite para se inspirar e praticar sua versão autoral.

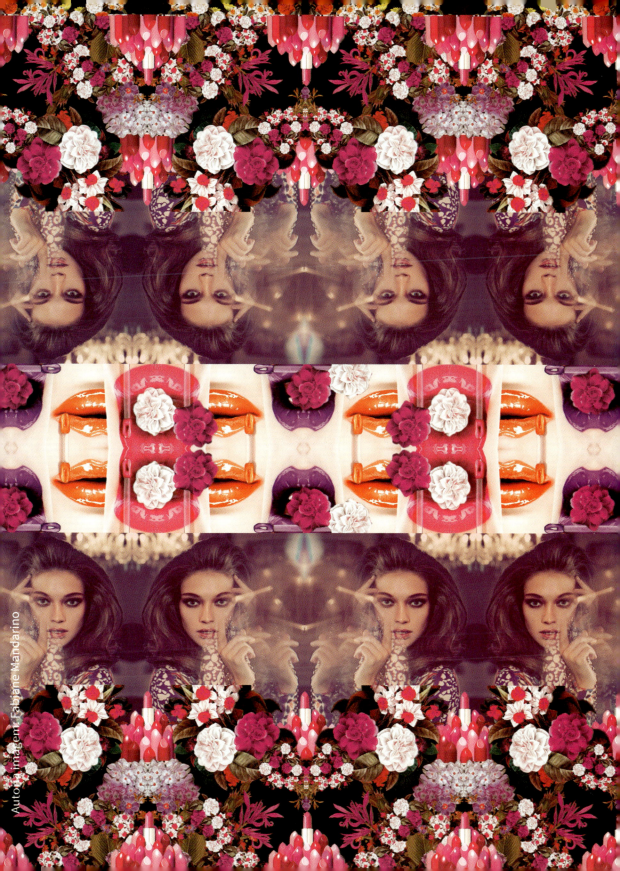

Universos conceituais Parte 1

O início deste capítulo de exercícios é dividido em quatro universos conceituais: monalisas, universo artesanal, universo elemental e contrarregra.

Esses conceitos têm relação com a luminosidade invernal e são definidos pela junção de extremos: dentro ou fora não há nenhum meio. Momentos em que o individualismo se opõe ao coletivo e o silêncio, à expressividade. Cada tema parte e se distancia de um ponto central, para revelar um contraste poderoso em seu núcleo.

Outro ponto marcante é a consciência de que o futuro não é mais o que costumava ser. Diferente do que antes se imaginava, o futuro já está aqui; o futuro é agora.

Em resposta a essa mudança, os quatro conceitos reagem de maneira diversa e se movem em direções opostas, seja pela abordagem do novo futuro coletivo ou individual, de modo expressivo e enfático, seja pela reação tranquila e contemplativa.

Tanto em busca do individualismo quanto do coletivismo, de maneira tranquila ou expressiva, as macrotendências ou universos conceituais prosseguem em direção ao extremo, deixando a atitude mediana para trás.

Nas próximas páginas, convidamos você a refletir sobre a intenção de cada universo e a ver como eles são transformados em conceitos de beleza integrados e autorais. Cada um inclui o passo a passo para praticar.

Luminosidade invernal

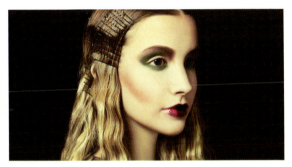

Monalisas
Associa o passado e a inovação, o velho e o novo, construindo um mundo em que momentos do passado e momentos do futuro são conectados; um mundo de novos guerreiros com grafismos apropriados de culturas diversas, com designs que remetem a trajes dramáticos e à decadência pós--contemporânea.

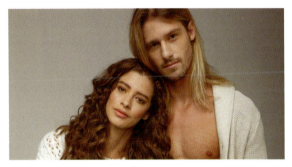

Universo artesanal
Nesse universo conceitual, não há intervenção do produtor intermediário; a produção está nas mãos do consumidor, o qual é munido de novas tecnologias que o permitem explorar a criatividade, inventar e experimentar os limites do design, dando preferência a criações objetivas e funcionais.

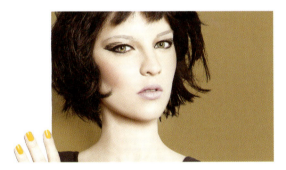

Universo elemental
Universo centrado no indivíduo e nas novas relações do homem com a tecnologia. Esse conceito busca uma nova representação do feminino, criando dramas em silêncio ao mesmo tempo que associa elementos épicos para promover a sensação de tranquilidade. O universo elemental representa a desaceleração do ritmo do dia a dia e prioriza o essencial da vida, com a ideia de que os princípios divinos devem iniciar a jornada do indivíduo no mundo material.

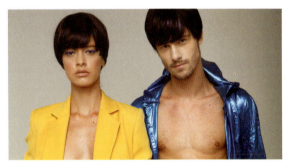

Contrarregra
A beleza evoca a fantasia, ingrediente necessário para os dias atuais. Nesse conceito, a beleza é forte e expressiva, com cromas intensos e foco no indivíduo. O universo contrarregra tem como base o escapismo lúdico, capaz de trazer uma intrigante realidade alternativa para o cotidiano. A pessoa controla sua aparência para expressar seus valores pessoais e se comunicar, com uma dose saudável de fuga e indulgência.

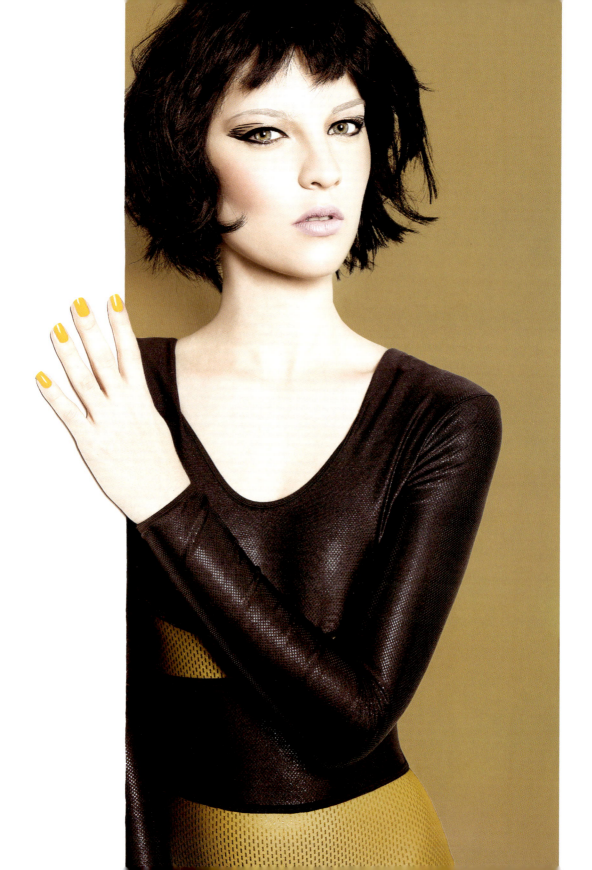

Universo elemental

Elemental é todo e qualquer elemento (ser) que cremos existir na natureza. Todo princípio divino, após emanar-se do "absoluto", deve começar seu processo de desenvolvimento incorporando-se à matéria. Os princípios divinos iniciam sua jornada no mundo material pelo reino mineral. Após o aprendizado nesse reino, eles passam ao estado seguinte, ou seja, ao reino vegetal. Em seguida, passam ao estado animal e, posteriormente, ao estado humano.

Contexto cultural: pesquisas indicam que as pessoas já não se mostram tão entusiasmadas com os avanços tecnológicos, e, de fato, estão exaustas em razão deles. Essa tendência exprime o anseio por mais tranquilidade, um design mais contemplativo, que resulte em uma experiência mais sensível. Nessa era de autoanálise e com o número crescente de pessoas que admitem não ter qualquer filiação religiosa, a tendência universo elemental torna-se impulsionada por uma sociedade em busca de novos significados, uma vez que explora os limites da espiritualidade e o aprofundamento do autoconhecimento.

Quietude épica: o tema prioriza a desaceleração e valoriza o essencial da vida, bem como defende a ideia de ser pacífico e contemplativo. Com ar épico, energia tempestuosa e foco no indivíduo, a tendência concentra-se no sussurro da passagem do tempo, de maneira suave e em sintonia com nosso relógio, explorando nossos ritmos internos e encorajando-nos a confiarmos mais em nós mesmos.

Poesia tecnológica: esse conceito emana uma visão poética sobre tecnologia, na qual ela é menos intrusiva e mais intuitiva. Indivíduos vivem em fase de empatia digital; designs retratam uma ideia de tecnologia silenciosa, poética, emocional e intuitiva.

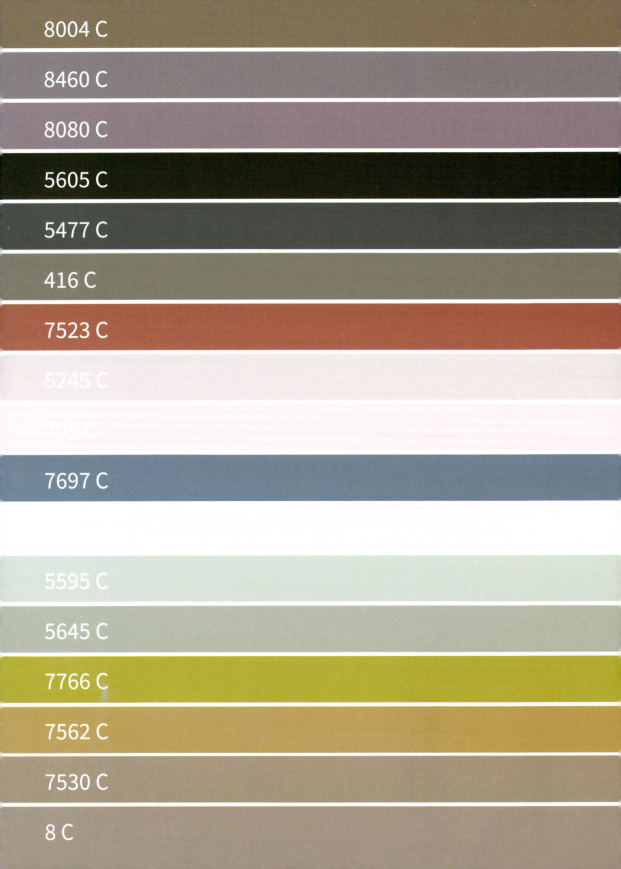

Intenção da beleza

Qual foi sua intenção e quais foram os principais elementos de forma, textura e cor que influenciaram a criação do universo elemental?

A intenção aqui gira em torno das novas relações homem-tecnologia e da busca por uma nova representação do feminino. Um olhar esfumado, como a calma antes da tempestade, uma nervosa sensação do feminino. Busque um efeito perolado minimalista, combinando moderno com poético.

Crie uma figura elegante e com clima atmosférico por meio de tons pálidos e, ao mesmo tempo, frios, que dão sensação feminina e sonhadora.

A pele tem efeito semimatte com a base líquida pontualmente iluminada com efeito perolado, e o corretivo destaca com perfeição a área abaixo dos olhos. Nas maçãs, para reproduzir o corado pelo frio, aplique blush perolado e com efeito glow (de brilho). O blush é aplicado mais no centro das maçãs, com as pontas dos dedos.

O olho é resultado da aplicação do delineador na raiz dos cílios superiores e na metade da raiz dos cílios inferiores. Finalize a pálpebra superior com pequenos traços irregulares, para dar a sensação de movimento turbulento, irregular, com força no olhar.

O cabelo preto provoca contraste, dramaticidade e força no visual. Cortado em formato assimétrico, mais curto, em estilo Chanel, é finalizado e desalinhado com spray.

Passo a passo

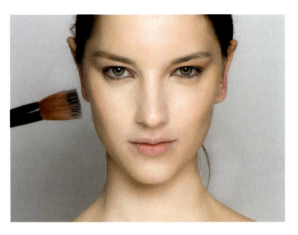

Passo 1

Aplicar base líquida leve na pele e, por cima, iluminador perolado por todo o rosto.

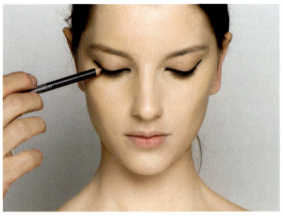

Passo 3

Passar lápis preto na linha dos cílios superiores.

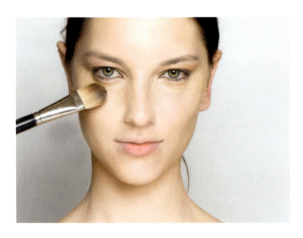

Passo 2

Usar corretivo abaixo dos olhos e nas sobrancelhas, para clarear suavemente.

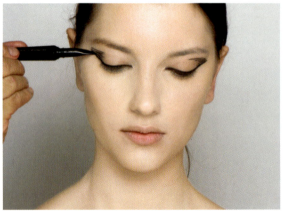

Passo 4

Passar delineador até a parte superior dos olhos para realçar o canto externo. Fazer pequenos traços finos e puxar embaixo um traço menor, para finalizar do meio para o fim, fechando o canto externo.

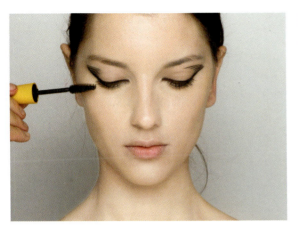

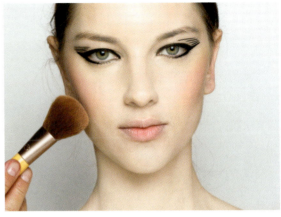

Passo 5

Passar máscara preta para cílios, para dar destaque aos olhos, com volume.

Passo 7

Passar iluminador em tom de pele no alto da maçã do rosto e, com o mesmo pincel, aplicar blush rosa-claro bem no centro da maçã, com muita delicadeza.

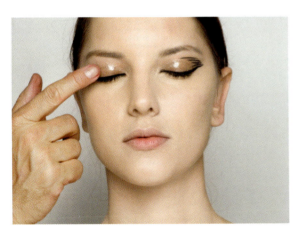

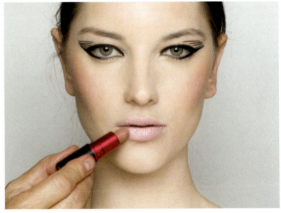

Passo 6

Aplicar com a ponta dos dedos um pouco de gloss para olhos, cor cintilante (meio areia) no centro dos olhos (no fim do processo, para não manchar).

Passo 8

Passar batom matte cor de boca rosado.

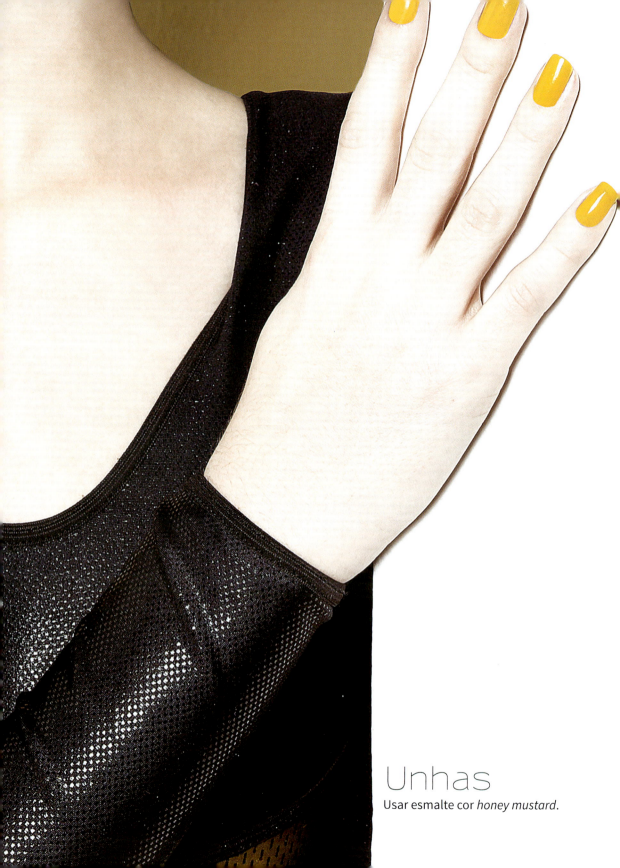

Unhas
Usar esmalte cor *honey mustard*.

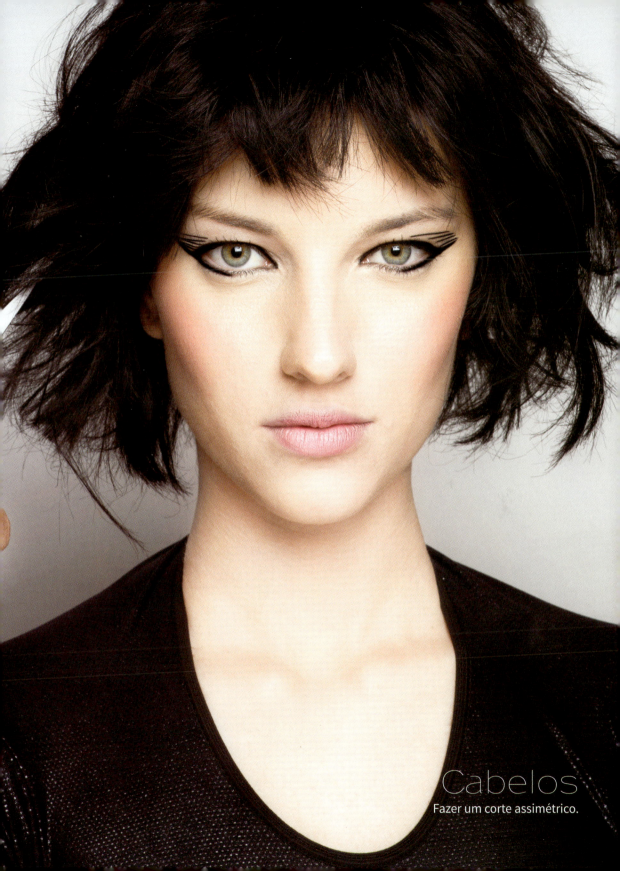

Cabelos
Fazer um corte assimétrico.

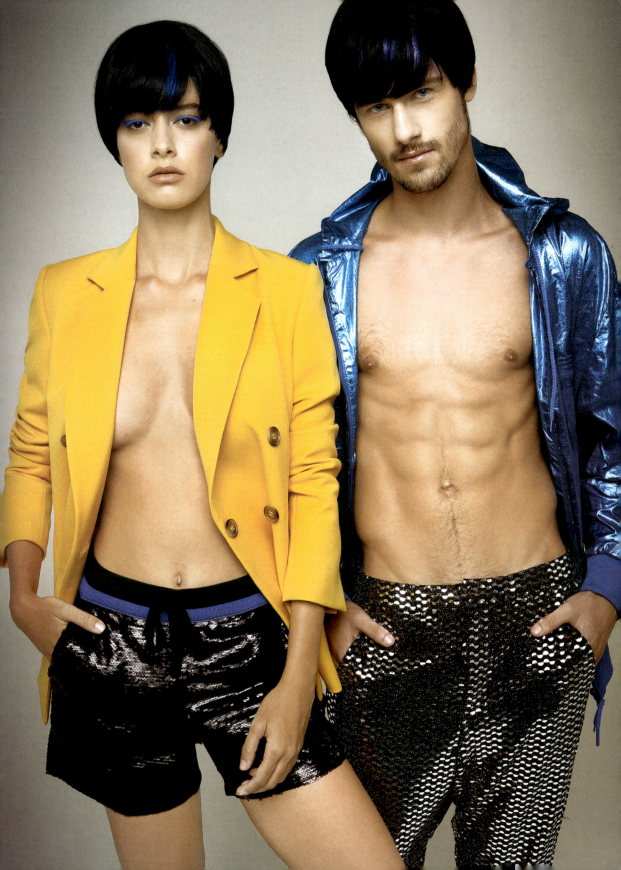

Contrarregra

Contrarregra é o profissional de teatro, TV ou cinema cuja função é marcar a entrada e saída dos atores em cena, acompanhar o espetáculo, responsabilizando-se pela mudança dos cenários e figurinos, posicionar os móveis nos lugares corretos em cena e indicar o início do espetáculo. Na área da beleza, esse conceito faz uso do trocadilho da palavra, que em sentido literal significa ser contra regras e padrões sociais. Ao associar os dois significados, o termo designa o indivíduo aberto a mudanças em sua linguagem visual, sem seguir um modelo padrão. São pessoas que gostam de mostrar sua individualidade de maneira cênica e criativa, deixando bastante espaço para o não convencional e incomum.

Contexto cultural: momentos lúdicos, de prazer, são escassos em nosso dia a dia por trabalharmos mais e "curtirmos" menos a vida. Ao mesmo tempo que a tecnologia nos consome, fazendo-nos ansiar por um tempo de folga, ela oferece uma dose saudável de fuga e indulgência marcada pelo ressurgimento da expressão teatral imersiva, da arte gerada pelo usuário, da tecnologia com funcionalidades lúdicas e de jogos que sugerem interações sedutoras.

Necessidade de entretenimento: a importância do jogo e do entretenimento é cada vez mais reconhecida, tanto por adultos como por crianças. Jogos e elementos lúdicos estão se tornando mais evidentes no mundo das artes, no trabalho de designers, que propõem obras encantadoras, interativas e imprevisíveis.

Cotidiano incomum: a busca pelo estranho e incomum no cotidiano cria novas anomalias no design, um novo tipo de realismo mágico para o século XXI. Os designers têm investigado as arestas existentes entre normalidade e anormalidade no cotidiano. Há uma euforia em torno de conceitos de realidades fictícias e sonhos lúcidos, em que o irreal e o real, o exato e o aleatório estão intimamente associados por seus contrastes.

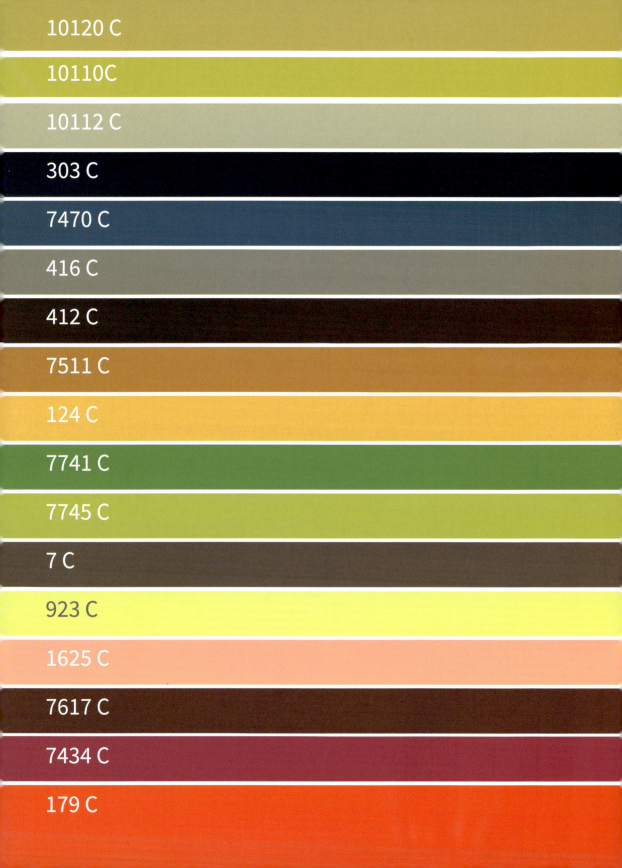

Intenção da beleza

Quais foram os principais elementos de forma, textura e cor que influenciaram a intenção da criação da imagem contrarregra?

O conceito de beleza do contrarregra evoca a fantasia, ingrediente necessário para vivermos nos dias de hoje. Nesse perfil, a beleza é forte e expressiva, com cromas que gritam, cores exageradas, estilo lúdico, porém sofisticado, além de ser influenciada por culturas que prezam por tecnologia, como a da Coreia e a do Japão. O look do contrarregra, na realidade, é mais fantasioso, porém ao mesmo tempo bem requintado. A pele é perfeita, com acabamento de pó leve, mas reflexivo (iluminador), semelhante à de uma gueixa[22] moderna, e blush imperceptível.

Os olhos tornam-se expressivos pela técnica de acabamento gráfico, harmonizando o azul Yves Klein,[23] e a pele é levemente pêssego, trazendo suavidade. Os lábios têm brilho natural cor de boca, já os cabelos podem ser coloridos em tons de azul ou rosa, com um corte que modele o rosto em formato geométrico; nesse caso, mais arredondado.

---

[22] Gueixas são mulheres japonesas que estudam a tradição milenar de dança, canto e artes. Suas características principais são os trajes bem elaborados e, principalmente, a tradicional maquiagem marcante. No Japão, trata-se de uma condição cultural, simbólica e repleta de status, delicadeza e tradição. Ao longo dos séculos, esse contexto evoluiu em razão do aperfeiçoamento da técnica dessas artes e pela estrutura rígida necessária para se tornar uma gueixa e permanecer com o título. A maquiagem da gueixa varia de acordo com seu grau de experiência.
[23] Artista francês criador de diversos trabalhos monocromáticos no final da década de 1950. Nesse período, suas pinturas foram quase exclusivamente produzidas em tom azul intenso, cor patenteada por ele como International Klein Blue.

Passo a passo

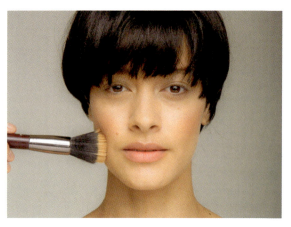

Passo 1

Aplicar base líquida com pincel de duas fibras. Por ter dois tipos de fibra, sintética e natural, e o topo cortado, ele espalha o produto facilmente e deixa o acabamento mais uniforme. Para um resultado mais natural e tornar a aplicação mais fácil, fazer movimentos suaves e ascendentes.

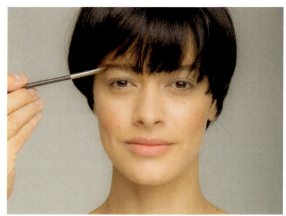

Passo 3

Corrigir a sobrancelha com sombra marrom fosca usando pincel chanfrado. Preencher pequenas falhas para obter um shape de sobrancelha profissional.

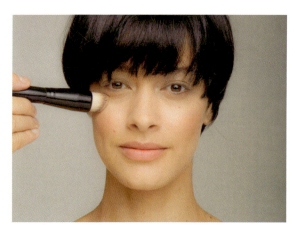

Passo 2

Aplicar corretivo líquido com pincel macio, para uniformizar o tom do rosto e disfarçar manchas mais leves.

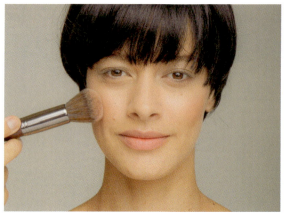

Passo 4

Aplicar blush cor de pêssego para criar suavidade.

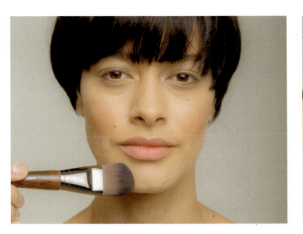

Passo 5

Aplicar pó mais claro na zona T (testa, nariz e queixo). Por ser a parte mais oleosa do rosto, isso ajuda a disfarçar os poros e o brilho da região.

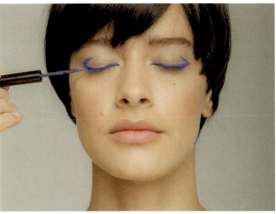

Passo 7

Fazer um traço de delineador azul Klein em toda a pálpebra superior e finalizar os cantos externos com um desenho em formato de anzol.

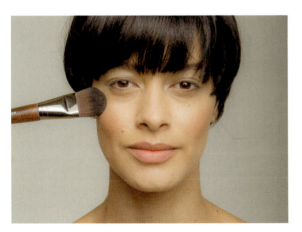

Passo 6

Com o auxílio de um pincel língua de gato macio, aplicar o iluminador pérola acima das maçãs.

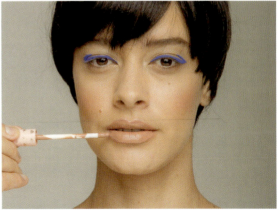

Passo 8

Para finalizar, aplicar batom líquido cor de boca.

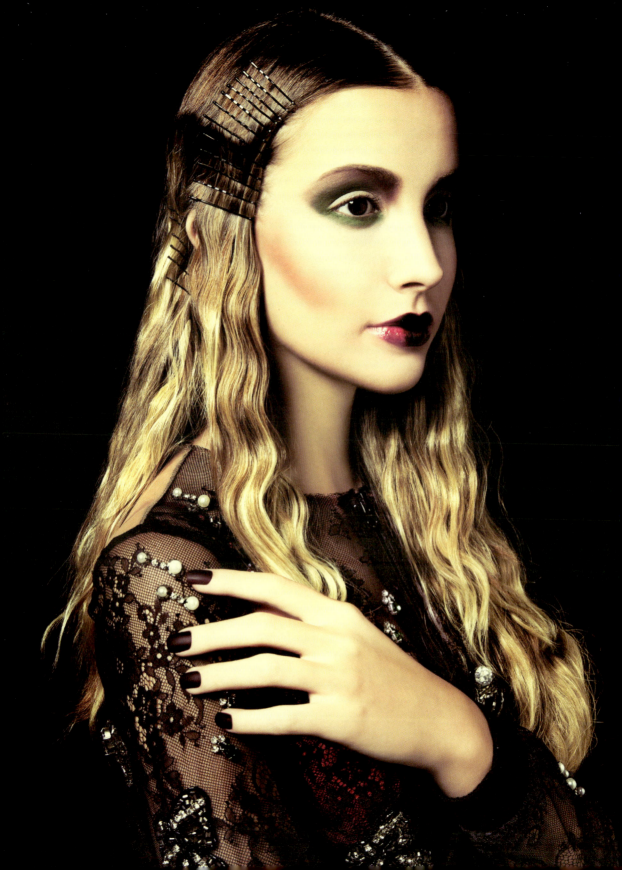

Monalisas

O tema Monalisas remete ao trabalho de representação do feminino de grandes mestres da pintura, como Leonardo da Vinci[24] e Sandro Botticelli.[25] Aqui o feminino vem carregado da busca pela transgressão a essas referências e de algum tipo de ruptura, ao adicionar os elementos que contextualizam o futuro.

Contexto cultural: o futuro não é o que costumava ser. Criadores e artistas do mundo todo vêm questionando o que é o futuro e o que ele significa hoje. Economias emergentes, como as da Ásia e da África, são grandes influências no cenário atual do design; cidades crescem e avanços tecnológicos significam que a fantasia tornou-se realidade, transformando o inimaginável em tangível e trazendo enorme apetite por experiências fantásticas. Esse sentimento só tende a crescer, na medida em que a realidade virtual se torna mais acessível às massas.

O futuro é agora: o tema funde elementos de um passado ancestral com clássicos da pintura, assumindo contornos futuristas. O futuro está no agora. É a fusão de um mestre do passado e um guerreiro da inovação. Hoje o futuro se baseia na distância entre um passado remoto e um futuro distante ao explorar os extremos e construir novos ambientes sobre o contraste de diferentes culturas. É o lugar onde história e ficção científica encontram-se.

Novos guerreiros e realidade aumentada:[26] em resposta a tantas adversidades, conflitos, crises financeiras e de imigração vividas nos anos precedentes, o tema trata do conceito de novos guerreiros. Marcas gráficas e culturais atuam como emblemas tribais, criando uma nova sociedade de "guerreiros". Adorno e símbolos possibilitam às pessoas codificarem seus mundos, resultando em uma linguagem visual que conecta redes de indivíduos no tempo e no espaço. À medida que o mundo mágico da realidade aumentada se abre diante de nós, a fantasia torna-se acessível e capacita as pessoas a criarem versões de super-heróis de si mesmos. A integração de informações virtuais e a visualização do mundo real passam a fazer parte da vida dos indivíduos, criando um ambiente misto em tempo real.

Mestria no design: criações tornam-se um drama contemporâneo, a sensação de uma peça feita à mão e bem trabalhada, um design magistral fruto da combinação da dramaticidade e das novas tecnologias, celebrando a tensão ao fundir o clássico ao contemporâneo.

---

[24] Leonardo di Ser Piero da Vinci (1452-1519) ou, simplesmente, Leonardo da Vinci foi um polímata nascido na atual Itália e uma das figuras mais importantes do Alto Renascimento. Destacou-se como cientista, matemático, engenheiro, inventor, anatomista, pintor, escultor, arquiteto, botânico, poeta e músico.
[25] Alessandro di Mariano di Vanni Filipepi, ou Sandro Botticelli, foi um pintor renascentista italiano que viveu entre 1445 e 1510.
[26] Realidade aumentada é a fusão de elementos virtuais com elementos visuais reais. Aplicada em obras digitais, que podem ser interativas e transmitidas em tempo real a espectadores.

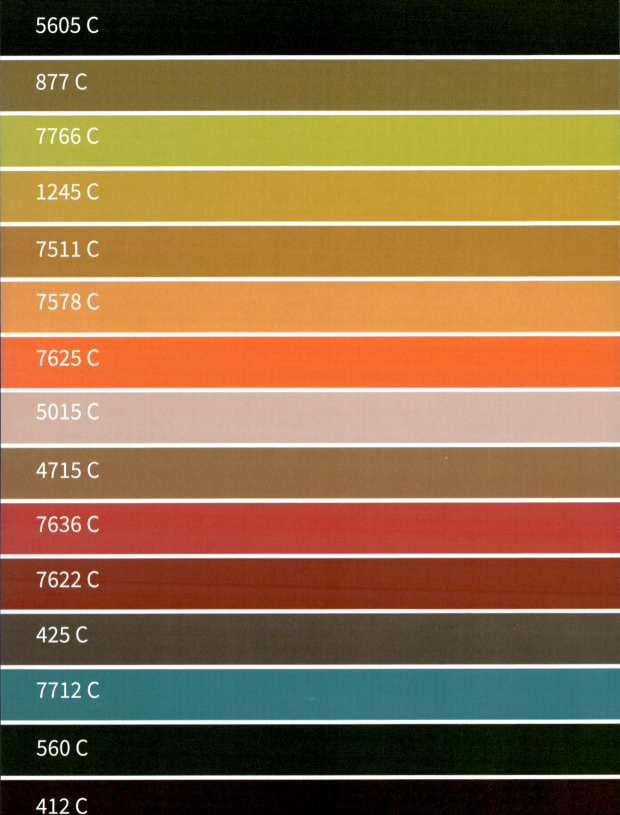

Intenção da beleza

Quais foram os principais elementos de forma, textura e cor que influenciaram a intenção da criação da imagem monalisas?

A intenção aqui é uma imagem com base em uma estética artística no limite da decadência inspirada na rica opulência do passado.

A pele tem acabamento suave e polido, com aspecto levemente encerado. As bases líquidas aplicadas têm efeito opaco e cobertura total, mas com aparência natural. As maçãs do rosto são esculpidas com um tom de rosa acobreado ou caramelo.

As cores na beleza evocam excentricidade e opulência. Os tons remetem a pinturas antigas executadas pelos velhos mestres da história da arte: vermelhos e verdes profundos, harmonizados com creme refinado e marrom.

O olhar tem efeito dramático pela formação de um halo esverdeado em torno dos olhos, com acabamento esfumado e finalizado com marrom na pálpebra fixa para dar mais profundidade.

Os lábios ganham tom de mistério com o uso de um vermelho profundo aplicado com a ponta dos dedos, saturando mais a parte central dos lábios. O acabamento é feito com brilho labial, para intensificar a cor e o brilho.

Inspirados nos quadros de Botticelli, os cabelos têm cachos suaves escovados para fora. Pode ser apresentado volumoso e grosso, com brilho luxuoso. O penteado é inspirado em uma decadência arrojada, mas elegante; uma imagem romântica e melancólica caracterizada por cabelos elaborados com ondas marcadas e aplicação de clipes sobrepostos na lateral ou na parte de trás.

As unhas podem ser pintadas de vermelho profundo ou preto, com acabamento fosco. Repare na escolha da roupa: o vestido é de renda, aparentemente clássico, mas com um zíper frontal. Nesse caso, simboliza a fusão do passado com o futuro.

Passo a passo

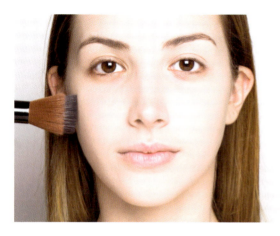

Passo 1

Aplicar primer em todo o rosto para ressaltar a base. Aplicar a base matte com pincel duo fiber até o pescoço.

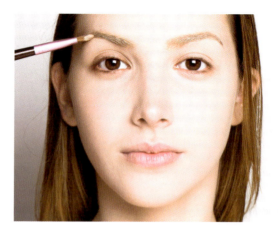

Passo 3

Aplicar corretivo mais cremoso nas sobrancelhas, com o objetivo de deixá-las mais apagadas.

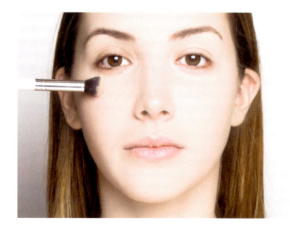

Passo 2

Para obter um acabamento suave, aplicar o corretivo líquido abaixo dos olhos com um pincel mini duas fibras.

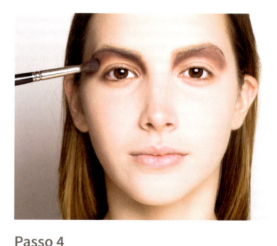

Passo 4

Utilizar um pincel de esfumar para aplicar sombra vinho-amarronzado na pálpebra fixa, em toda a extensão.

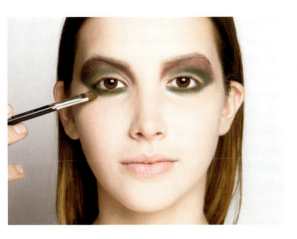

Passo 5

Usar, na pálpebra inferior, tom verde-musgo, levando-o para a parte superior até misturá-lo com o vinho, marcando a linha de transferência.

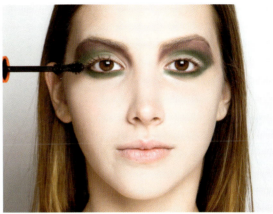

Passo 7

Aplicar, de forma suave, máscara para cílios preta.

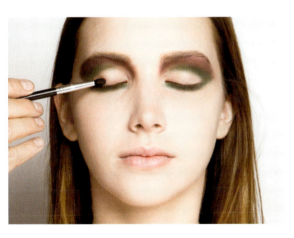

Passo 6

Depositar sombra creme no meio da pálpebra móvel, com um pincel arredondado.

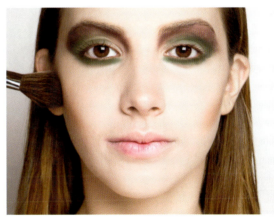

Passo 8

Com o pincel, aplicar blush na cor caramelo queimado, começando perto da orelha, nos lóbulos, descendo até o final da maçã, para esculpi-la e dar profundidade ao rosto.

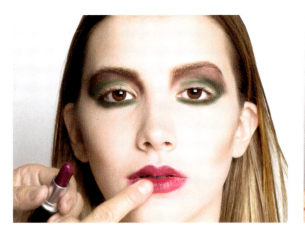
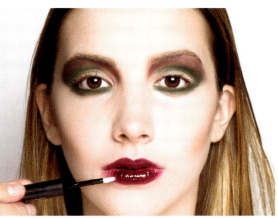

Passo 9

Com a ponta dos dedos, aplicar batom vinho do centro dos lábios para os cantos, deixando o centro mais forte e os cantos mais fracos; em seguida, aplicar pigmento ameixa no centro dos lábios.

Passo 10

Para finalizar, aplicar gloss transparente.

Cabelos

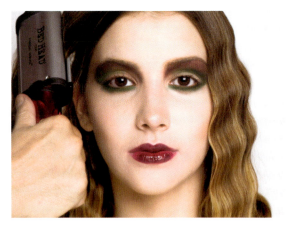
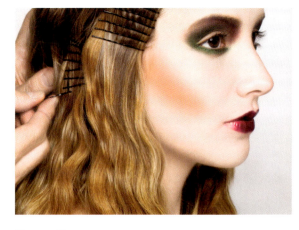

Passo 1

Usar modelador ondulador em mechas médias em todo o cabelo, protegendo as pontas.

Passo 2

Prender o cabelo com grampos aparentes na lateral, de forma simétrica e regular, até a altura das orelhas.

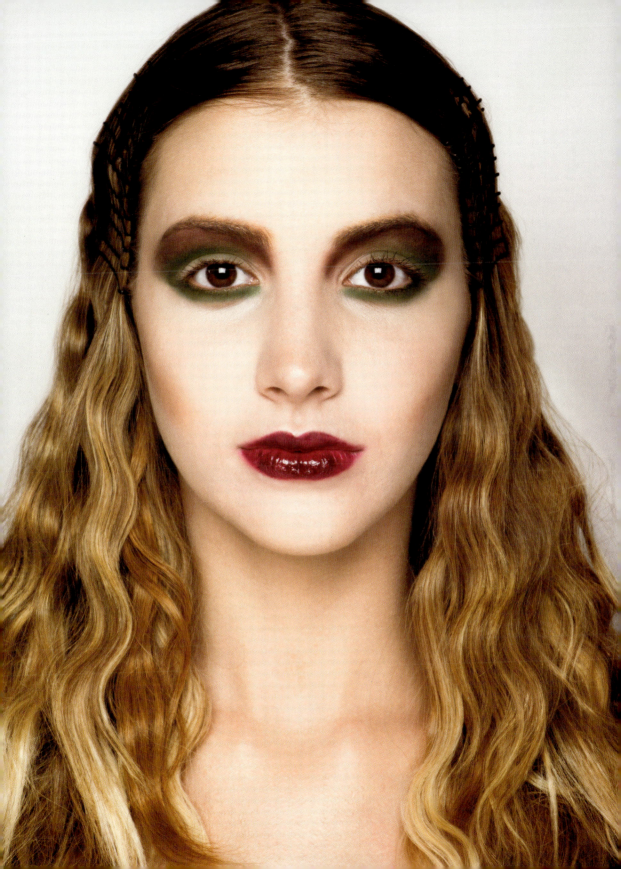

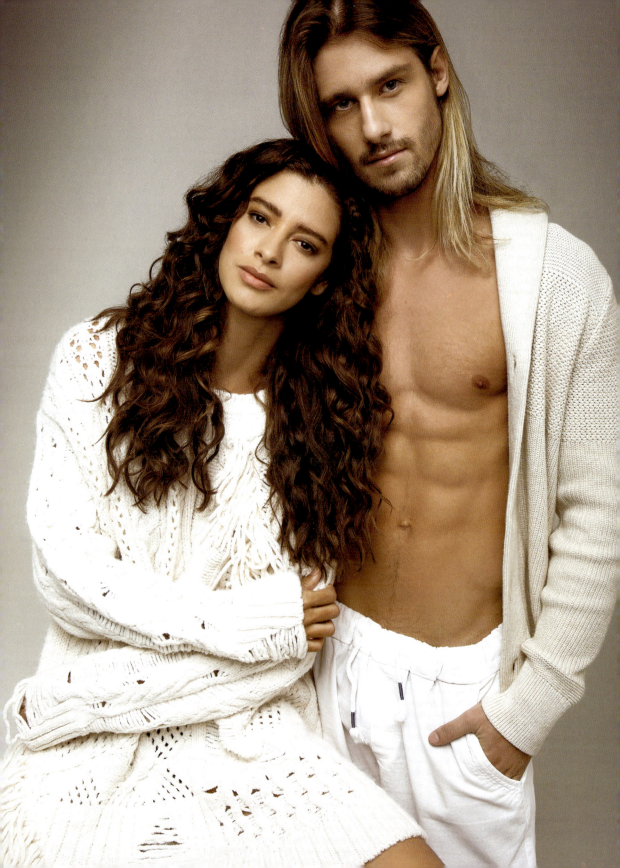

Universo artesanal

Conceito de artesão: pessoa com habilidades para fazer objetos e design; indivíduo que pratica arte ou ofício que depende de trabalho manual; artífice que exerce a profissão em oficina própria.

Contexto cultural: o movimento craft vem se desenvolvendo de maneira inovadora graças à atitude "faça você mesmo" do público e das organizações. O design colaborativo constrói novos ambientes coletivos, revelando o desejo de descobrir e desenvolver novas raízes e relações. Esse conceito também engloba a tendência crescente de coletar artigos que pertencem ao cotidiano, exemplificado pela série de exposições recentes que elevam o mundano e catalogam o comum.

Faça você mesmo: tendência que vem evoluindo com o tempo, na qual o poder da produção é transferido para o consumidor final. Equipado com novas tecnologias, os criadores inventam, exploram e experimentam os limites do design, trazendo a cultura DIY (do inglês *do it yourself* – faça você mesmo) original, em que a criatividade prospera.

Coletivo cultural: a ascensão do coletivo expressa o desejo moderno para a comunidade. O significado de reagrupamento entre "tribos" está se tornando cada vez mais importante, como indivíduos que se unem para formar grupos de relacionamentos estreitos e de pessoas afins. A criatividade pessoal alimenta o conjunto e a identidade do indivíduo é moldada pela energia do grupo.

Resultados inesperados: como os fabricantes modernos buscam técnicas experimentais na exploração de seus designs, deparamo-nos com novos resultados e processos imprevisíveis: belos desenhos que combinam os esforços do homem, da máquina e de diversos elementos para criar um design único.

8623 C

8401 C

7607 C

697 C

438 C

518 C

7527 C

7771 C

7504 C

872 C

7530 C

416 C

5415 C

7469 C

5477 C

Intenção da beleza

A intenção aqui está centralizada no reforço da beleza natural: um olhar fresco, um estado bruto, como uma matéria-prima inacabada. Para obter esse efeito, opta-se por uma paleta de cores naturais e terrenas como base, com traços de marrom, grafite e tons rosa-pêssego que remetem a sensações do outono europeu.

> *Quais foram os principais elementos de forma, textura e cor que influenciaram a intenção da criação da imagem da beleza do universo artesanal?*

A maquiagem é mineral, em tons terrosos e outros inspirados nos minérios, como o grafite, esfumados. A pele é levemente alaranjada, aquecida, bem natural. Nas bochechas, blush terroso com tons pêssego-alaranjados centralizados na maçã do rosto. Nos olhos, cores da terra, inspiradas em pedras naturais de base em tom grafite.

Explore o efeito esfumado misturando camadas brilhantes e cremosas sobre toda a pálpebra. Os lábios complementam os olhos com um tom rosado. Use os dedos como parte da interpretação do tema, reforçando o aspecto artesanal, especialmente na aplicação do batom, para deixar os lábios esfumados.

No cabelo, valorize texturas naturais inspiradas nas tramas do tricô e do maxitricô, e na lã como matéria-prima, que vai se descontruindo e desgastando com o uso. O tricô remete à tendência de um artesanato manual. Para reforçar essa ideia, repita o uso do material na seleção do vestuário. Utilize técnicas diversas, como babyliss,[27] ondulador, efeito frisado, para tentar imitar as formas dessas fibras naturais.

---

[27] O babyliss é uma ferramenta de modelagem de cabelo utilizada para formar cachos de vários tamanhos e formatos.

Passo a passo

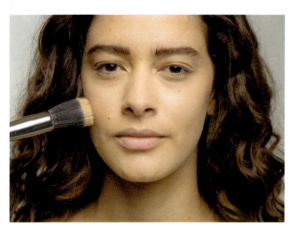

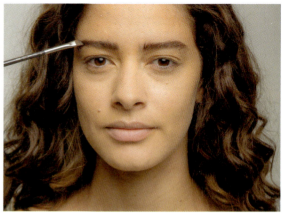

Passo 1

Aplicar base líquida da cor adequada com pincel de duas fibras. A base tem a função de uniformizar a pele, esconder imperfeições e manchas, e é indispensável em qualquer make-up.

Passo 3

Para realce, retocar as sobrancelhas com pincel chanfrado, corrigindo-as com sombra marrom fosca. A ideia é esfumá-las, para dar um aspecto mais natural.

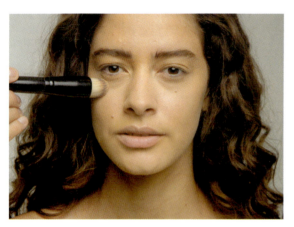

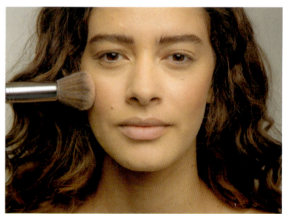

Passo 2

Aplicar o corretivo com ajuda de um pincel macio. A função do corretivo é uniformizar o tom e disfarçar imperfeições. Corretivos em tons de pele devem ser usados um tom abaixo ao da pele a ser maquiada.

Passo 4

Aplicar blush rosado no centro das maçãs. Sua função é oferecer um ar saudável, além de criar contornos e dimensões no rosto. Na maquiagem, o que se quer evidenciar é clareado; o que se quer esconder deve ser escurecido. Essa regra é válida também para o blush.

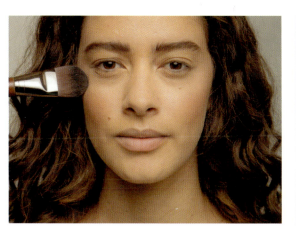

Passo 5

Para iluminar a maquiagem, com a ajuda de um pincel, aplicar iluminador em pó no alto das maçãs. Dica: caso queira disfarçá-las, no caso de um rosto redondo, por exemplo, evitar o produto nessa região, pois ele destaca as áreas onde é aplicado. A função do produto é finalizar a maquiagem.

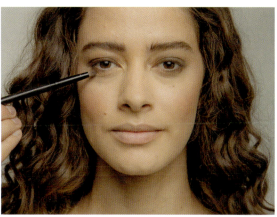

Passo 7

Com um pincel mais fino, aplicar sombra marrom no canto externo inferior.

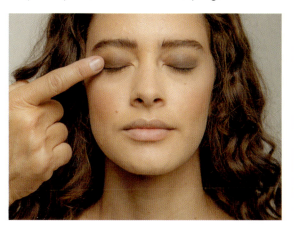

Passo 6

Com a ponta dos dedos, para um efeito natural, aplicar sombra grafite em toda a pálpebra superior.

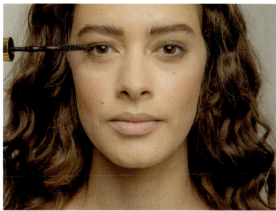

Passo 8

Finalizar os olhos com máscara para cílios preta.

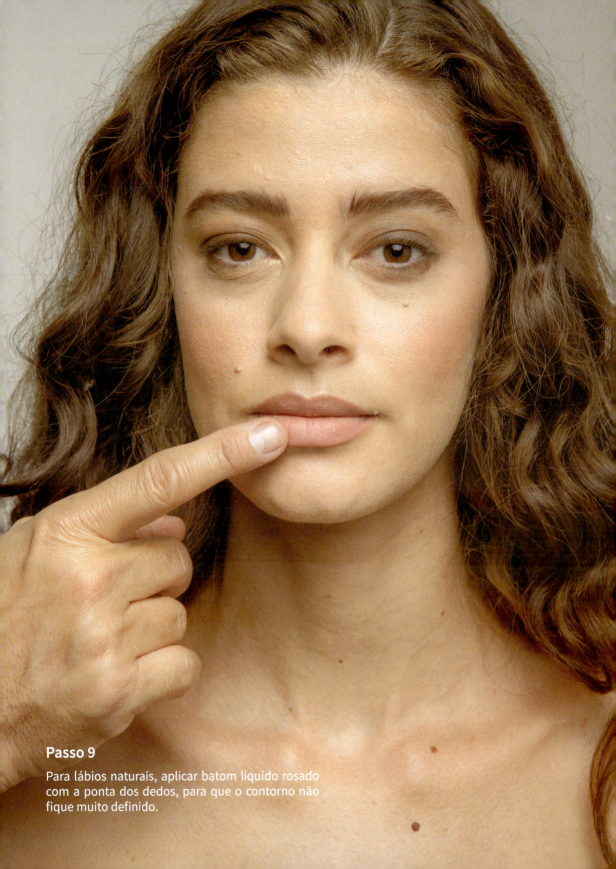

Passo 9

Para lábios naturais, aplicar batom líquido rosado com a ponta dos dedos, para que o contorno não fique muito definido.

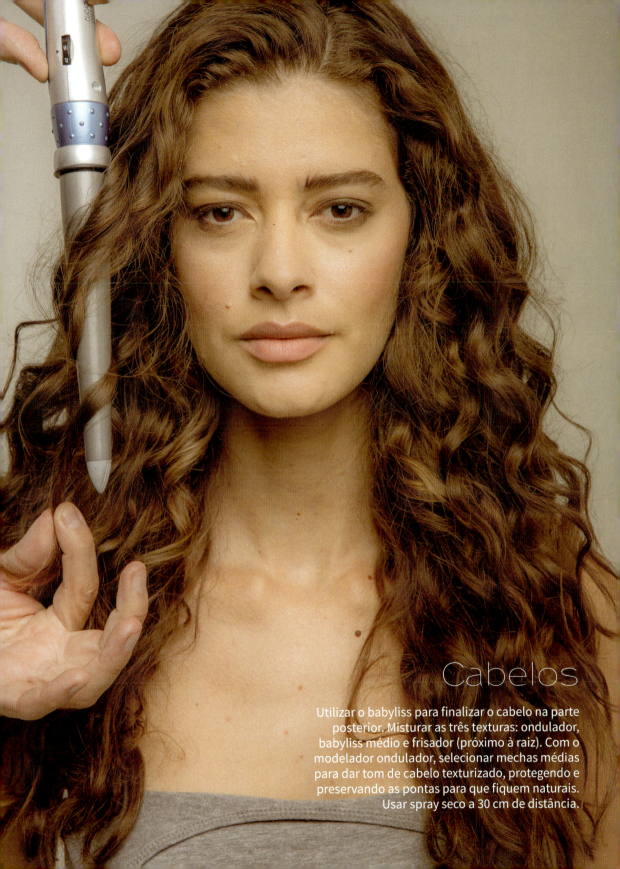

Cabelos

Utilizar o babyliss para finalizar o cabelo na parte posterior. Misturar as três texturas: ondulador, babyliss médio e frisador (próximo à raiz). Com o modelador ondulador, selecionar mechas médias para dar tom de cabelo texturizado, protegendo e preservando as pontas para que fiquem naturais. Usar spray seco a 30 cm de distância.

Universos conceituais Parte 2

Este capítulo de exercícios de beleza é dividido em quatro universos conceituais referentes à luminosidade de verão: cultura pop, novo romantismo urbano, exuberância tropical e zentech.

Nas próximas páginas, convidamos você a refletir sobre a intenção de cada universo e a ver como eles são transformados em conceitos de beleza integrados e autorais. Cada um inclui o passo a passo para praticar.

Luminosidade de verão

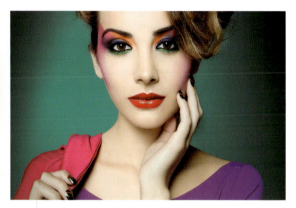

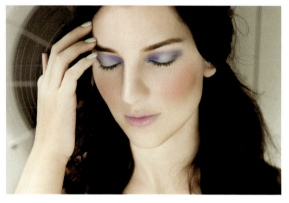

Cultura pop
Inspirado na nostálgica tecnologia do século XX e influenciado por tratamentos modernos a clássicos retrô, como os dos anos 1980, este universo conceitual tem como foco as tonalidades esportivas e dinâmicas glamorosas, e utiliza paleta de cores vibrantes e saturadas.

Novo romantismo urbano
De olho nas novas fronteiras urbanas, em que o centro da cidade encontra a periferia, este universo caracteriza-se pelo ar romântico e nostálgico. A cor segue uma tendência mais suave e casual. A beleza se revela no cotidiano, e o design é renovado pela combinação de tons pastéis ou terrosos.

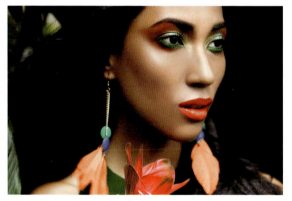

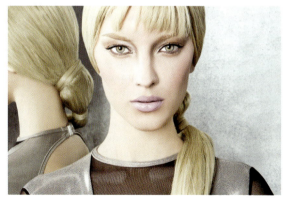

Exuberância tropical
O espírito de desbravamento aflora diretamente das praias inexploradas de lugares exóticos, como Cuba, Butão e Bolívia. Trata-se de uma temática de alto verão, em que a fusão de culturas gera uma imagem com tons vibrantes, alegres e empolgantes.

Zentech
Essa proposta moderna e luxuosa concentra a qualidade nos detalhes. Em sua paleta, há tons que variam dos metálicos raros e nuances puristas suaves aos que remetem a profunda riqueza.

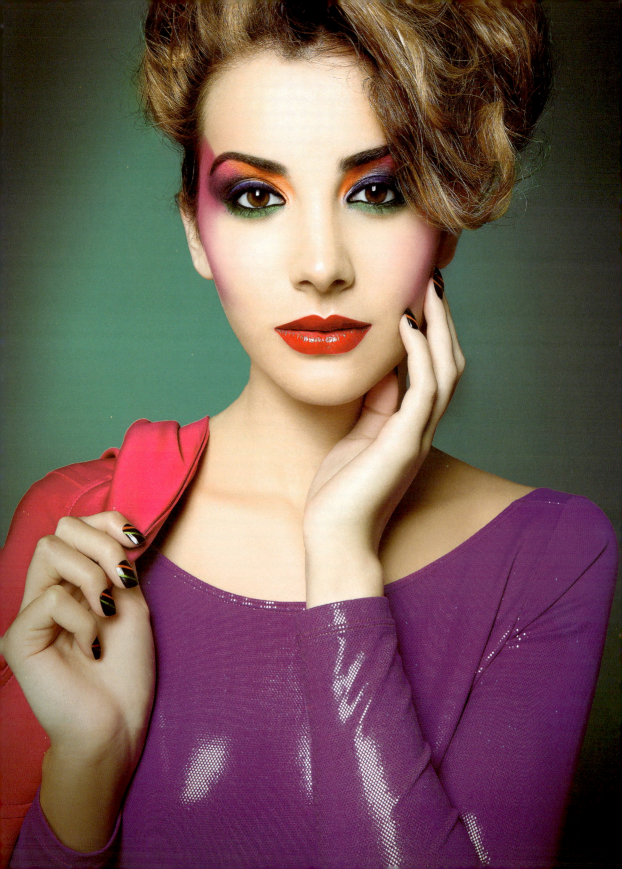

Cultura pop

Em uma era cada vez mais guiada pela tecnologia, as pessoas abraçam a onda digital, mas, ao mesmo tempo, sentem nostalgia do design e da tecnologia analógicos. O uso empresarial da tecnologia digital é cada vez maior e os consumidores querem honestidade, conduta ética e que a internet seja um local mais seguro.

Contexto cultural: a nostalgia da tecnologia do século XX remete a elementos analógicos. A arte pós--internet conduz uma nova tendência para o design digital, misturando elementos analógicos e digitais. Os limites enfraquecidos entre o trabalho e a vida pessoal, e a forte noção de identidade demandam à redefinição o conceito de casualidade urbana: um vestuário de poder para a geração web.

Estilo: a nostalgia da adaptação pessoal faz com que a criatividade individual brilhe quando nos maquiamos, adornamos e adaptamos nosso guarda-roupa, lares e tecnologia a esse conceito. Criadores buscam inspiração em ícones do design, aplicando tratamentos modernos a clássicos retrô.

O espírito anárquico da New Wave[28] dos anos 1980, por exemplo, inspira designers a projetarem produtos com energia e individualismo. A beleza nesse conceito evoca cores saturadas, grafismos vibrantes e personalização criativa.

Os próximos anos evidenciarão uma nova leva de ativistas urbanos inspirados no futuro e conectados digitalmente. Os designers se concentram nas ferramentas obrigatórias do dia a dia para que possam acessar os mundos virtuais. O visagismo será utilizado na caracterização de personagens do mundo virtual.

> A televisão nos permite ver a "aldeia global",
> mas a internet nos permite ser os aldeões.
> Paul Jones, professor da Universidade da Carolina do Norte (EUA).

Os jovens ativistas da Geração Z conduzem mudanças e protestos sociais, além de uma forte cultura de tolerância sobre raça e gênero. Inspirada em grafismos poderosos, cores em octanos fortes e customizações criativas, a arte pós-internet transforma-se no espírito anárquico da música New Wave dos anos 1980 em uma onda digital de design que define o conceito cultura pop.

Nas próximas páginas, você é convidado a refletir sobre cada intenção e ver como transformá-la em um conceito de beleza integrada e autoral, com passo a passo para a prática.

---

[28] A New Wave surgiu no final da década de 1970 e é um estilo musical oriundo do punk rock, um dos gêneros de maior impacto nessa década.

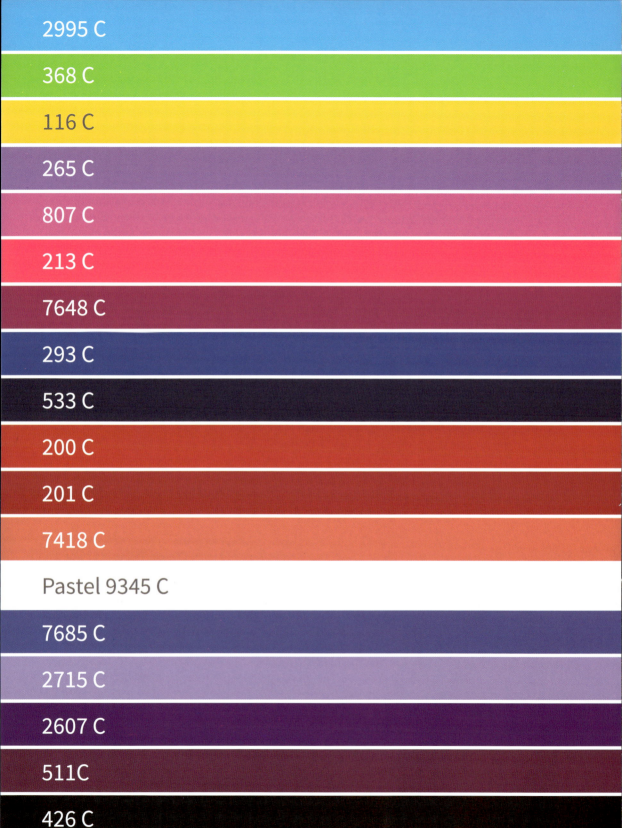

Intenção da beleza

Nesta era guiada pela tecnologia, vive-se em um paralelo entre a nostalgia e o analógico. Com inspiração na New Wave dos anos 1980, este momento é representado por cores vibrantes, fortes e ousadas, como verde-jujuba, ameixa-preta e vermelho-fogo. Os cabelos seguem essa tendência, com volume e exuberância.

Quais foram os principais elementos de cor, forma e textura que influenciaram a intenção da criação da imagem cultura pop?

A pele tem cobertura mais intensa e efeito luminoso e uma base um pouco mais clara para efeito impecável e mais sofisticado. As cores destacam-se, gerando maior contraste. As maçãs do rosto têm efeito ousado pela aplicação da sombra, que "cava" o rosto, com alongamento até as têmporas, unindo-se aos olhos. Na parte inferior da maçã, a cor avermelhada é aplicada com mais saturação, provocando um efeito de gradiente de baixo para cima.

Em uma proposta mais divertida para os olhos, são utilizados cinco tons de sombra: ameixa-preta, magenta, laranja, azul e toques de verde-jujuba. As cores são aplicadas de modo que a mais vibrante se localize na parte mais externa e o tom mais quente, no canto interno, para abrir o olhar. Tons mais frios são usados na raiz dos cílios superiores e nos cantos externos dos olhos. Na parte inferior, a cor verde-jujuba é aplicada em toda a extensão da pálpebra e o kajal preto, na linha d'água, contornando todo o olho. As sobrancelhas são definidas com sombra marrom-fosca.

Os lábios são exuberantes, inspirados nas campanhas de beleza dos anos 1980, com efeito verniz, em um contorno perfeito de tom vermelho-fogo.

No cabelo, um penteado futurista, bem anos 1980, inspirado nas capas da banda musical Roxy Music:[29] preso atrás, com acabamento banana, grampos e fixado com spray. Antes do penteado, o cabelo é frisado.

As unhas têm fundo preto e grafismos coloridos: laranja, verde e preto.

As cores

As cores são limpas e infusas na imagem da sensação da nova era digital. Os tons clássicos dos anos 1980 retornam e a cor ameixa-preta surge como tom-chave. O magenta forte, o verde-jujuba, o rosa-choque e o vermelho-fogo marcam a expressividade dessa temporada. Como cores de realce, observamos o ousado azul do mar e o amarelo-horizonte. Essa paleta é apropriada para o visagismo, com tom mais elegante e esportivo. As cores ameixa-preta e vermelho-fogo são chave na beleza e na moda feminina. Esse vermelho tem força e está associado ao universo esportivo, ao passo que o tom ameixa-escuro traz mais sofisticação à imagem.

---

[29] Roxy Music é uma banda de art rock fundada por Brian Ferry no Reino Unido, no início da década de 1970, que teve grande influência no movimento punk dos anos 1980.

Passo a passo

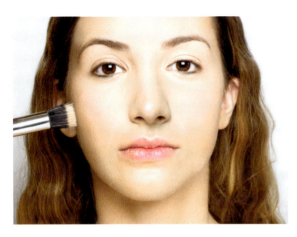

Passo 1

Aplicar base líquida com cobertura leve e efeito matte.

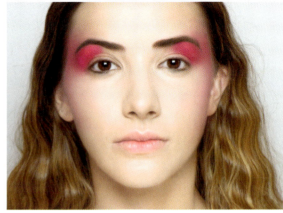

Passo 3

Usar lápis marrom, redesenhando as sobrancelhas. Aplicar sombra magenta no meio da pálpebra superior até o canto externo.

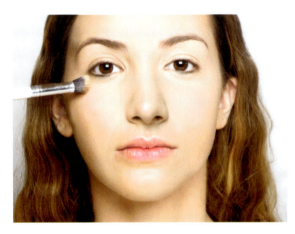

Passo 2

Aplicar corretivo líquido abaixo dos olhos.

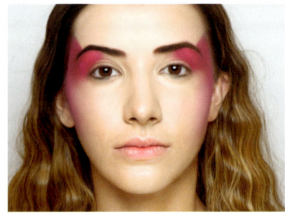

Passo 4

Usar a mesma sombra indo até a têmpora; voltar para as maçãs como se fosse o blush.

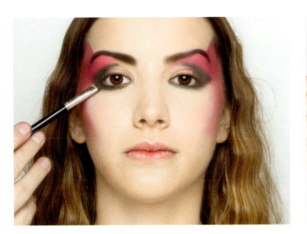

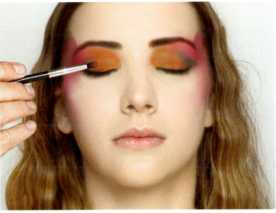

Passo 5

Aplicar sombra verde-jujuba no canto externo, invadindo a linha côncava, e na linha inferior dos olhos.

Passo 7

Aplicar sombra laranja na pálpebra superior, do canto interno do olho, esfumando, fundindo-a com a sombra verde-jujuba e a sombra magenta.

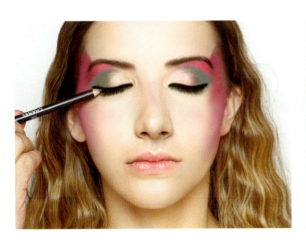

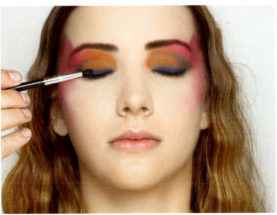

Passo 6

Aplicar lápis preto na raiz dos cílios para dar força ao olhar.

Passo 8

Aplicar sombra azul no canto interno, chegando à sombra magenta.

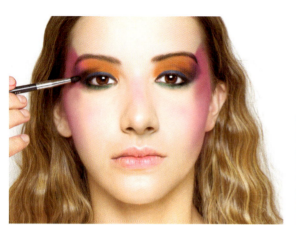

Passo 9

Esfumar com sombra preta, passando à sombra verde-jujuba, chegando ao magenta, alongando o canto externo e unindo o preto ao verde.

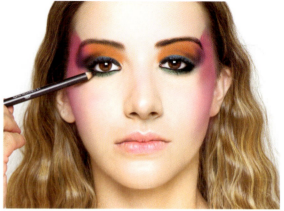

Passo 11

Aplicar lápis preto na parte inferior da linha d'água e nos cantos externos.

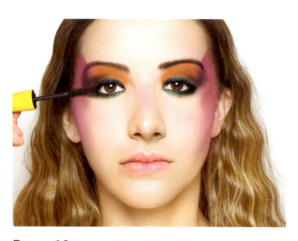

Passo 10

Aplicar camada generosa de máscara para cílios preta nas linhas superior e inferior, a fim de intensificar os olhos.

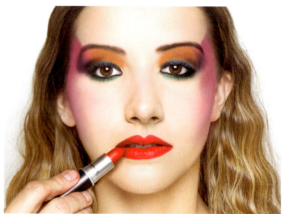

Passo 12

Aplicar batom vermelho matte.

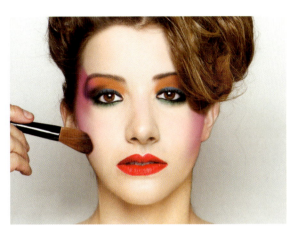

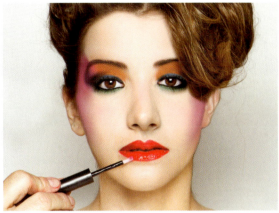

Passo 13

Marcar o rosto com blush ameixa abaixo da maçã.

Passo 14

Para finalizar, aplicar gloss de efeito laqueado (após o penteado, para não correr o risco de marcar os lábios).

Cabelos

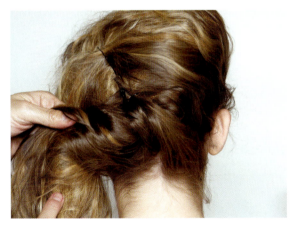

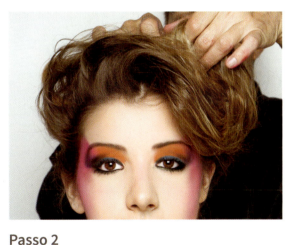

Passo 1

Eriçar o cabelo até a raiz, para dar volume na parte frontal. Em seguida, fazer um coque banana desconstruído na parte lateral.

Passo 2

Usar grampos cruzados atrás, subir os cabelos para montar o coque na lateral e prender com os grampos. Para finalizar, passar spray fixador a 30 cm de distância.

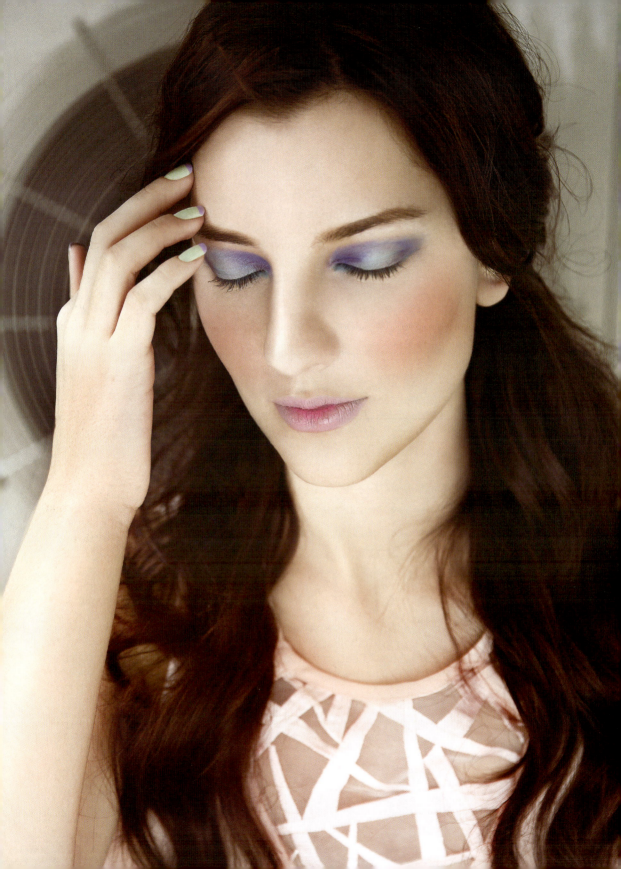

Novo romantismo urbano

O nome desta tendência está associado à nova forma de vivermos, seja do ponto de vista geográfico, seja do social. Vivemos em uma era de expansão de megacidades[30] cujo desenvolvimento gera uma nova energia entre as fronteiras urbanas, ou seja, do encontro com os subúrbios, limites e cidades-satélites nasce com toda força a criatividade, especialmente na Europa. Esse novo romantismo provém de uma sensação nostálgica e caseira, que remete ao aconchego do lar, da família e da importância da beleza da natureza.

Contexto cultural internacional e espírito do tempo: a urbanização cresce em um ritmo sem precedentes. Em 1950, não havia megacidades. Hoje existem mais de 24 e a Organização das Nações Unidas prevê que a atual população urbana, de 3,9 bilhões de pessoas, passará para 6 bilhões até 2045.

Começa a "grande inversão" da década passada, em que as pessoas saíram dos subúrbios em direção às cidades. No Brasil, prédios e fábricas abandonados tornam-se moradias ilegais. Estamos ficando sem espaço nos grandes centros urbanos e, com isso, os aluguéis sobem. Em resposta a essa crise imobiliária, muitos profissionais e artistas migram para cidades-satélites e subúrbios, estimulando o renascimento criativo em lugares que eram antes considerados periféricos e desprovidos de cultura.

As cidades e os subúrbios estarão cada vez mais conectados e sustentáveis. Como resultado da iminente "grande suburbanização", arquitetos, urbanistas e ambientalistas estão procurando soluções sustentáveis de design para os grandes centros urbanos e subúrbios.

A beleza se revela no cotidiano e o design adquire honestidade renovada. Honestidade e transparência serão mais importantes para os consumidores. A procedência de um produto é um exemplo disso: consumidores se preocuparão cada vez mais se os produtos são feitos de maneira ética e desejarão saber mais sobre a fonte das matérias-primas, sobre o processo produtivo, desde o conceito até a criação, destacando constante necessidade de sinceridade. Isso terá impacto também em produtos de beleza, com a preocupação sobre materiais usados e o modo como são testados.

O design voltará aos desenhos criados por instinto e dará foco a elementos cotidianos aos quais as pessoas normalmente não prestam atenção. A noção de aconchego caseiro será primordial: o lar é onde o coração está e onde a criatividade flui. Esse sentimento de aconchego resultará em superfícies lavadas e cores desgastadas pelo tempo. Trabalhar em casa será cada vez mais comum em resposta aos congestionamentos e ao caos urbano. O designer se concentrará no essencial: produtos rústicos e minimalistas que prezam pelo conforto e pela harmonia estética. O romance pastoral passa a ser conceito--chave na fortaleza urbana à medida que o designer se inspira nas fronteiras para cruzar o limite entre a funcionalidade e a casualidade urbanas.

---

[30] Aglomeração urbana com mais de 10 milhões de habitantes, como São Paulo e Rio de Janeiro.

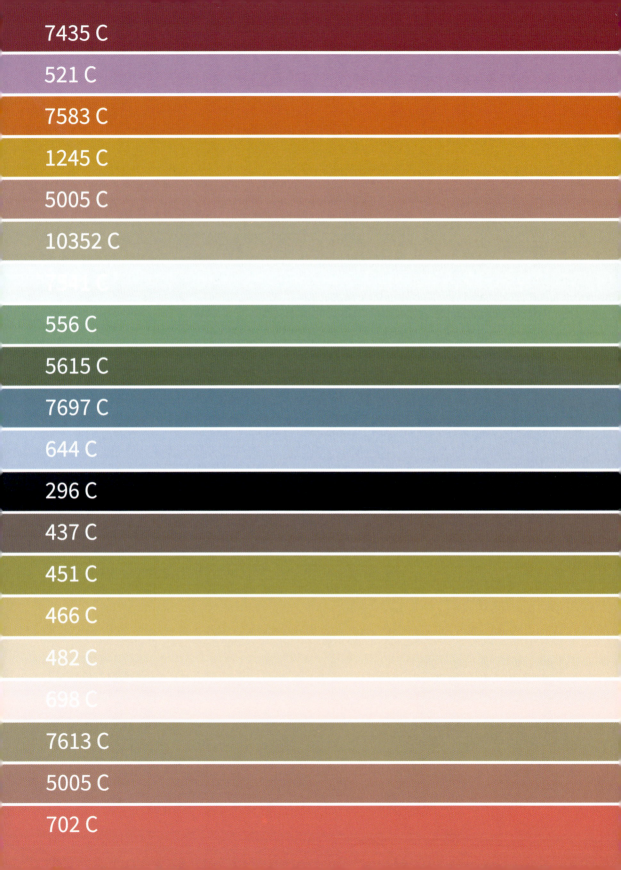

Intenção da beleza

Esse look renova a estética da maquiagem natural e tem toque rústico, mas traz novidades ao cruzar elementos do campo com o look urbano.

Quais foram os principais elementos de cor, forma e textura que influenciaram a intenção da criação da imagem novo romantismo urbano?

A pele é feita com produto de pouca cobertura e acabamento, com toque de pó para um efeito acetinado. Alguns pontos do rosto devem permanecer com luminosidade natural. Nas maçãs, aplique blush em pó rosado bem no centro, para um efeito corado, e iluminador cremoso acima do blush, alongando em direção às têmporas.

A ideia da maquiagem nos olhos é dar um efeito mais aleatório e delicado, como uma pintura. Camadas de sombra são aplicadas de forma irregular e inacabada, criando um ar romântico e poético. As cores usadas são verde-claro e lilás. Nos lábios, rosa-chintz com efeito matte e um toque de hidratante labial. Nos cabelos usa-se o babyliss médio para ondular levemente, finalizando com cera seca para texturizar. Prenda-os de maneira parcial e displicente, para dar um efeito romântico e casual. As unhas têm tom verde-claro, com a ponta lavanda.

As cores

O conceito capta o aconchego do lar e as mudanças pequenas e passageiras que ocorrem de uma temporada à outra. Essa paleta marca o início de uma nova tendência de combinação de cores frágeis.

Cores ligadas a esse tema transmitem sensação caseira, apropriando-se de tendências de estilo boho e casual. O rosa-chintz é aconchegante e confortável e o branco-linho traz à paleta a lembrança do lar. Os belos roxos suaves, como a lavanda, reavivam a memória com o cheiro de jacintos adocicados expostos em vasos sobre a mesa da cozinha na primavera europeia. Os tons de verde-abacate inspirados nos anos 1970, os realces de damasco da moda feminina e a cor âmbar-dourado darão o toque nostálgico à estação.

Passo a passo

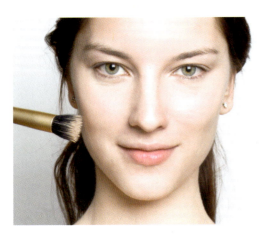

Passo 1

Aplicar hidratante, protetor solar com cor ou BB cream para efeito "garota saudável". Para uma cobertura mais leve, a aplicação deve ser feita com a ponta dos dedos ou com o pincel duo fiber. A pele deve ter tom natural com um ar de frescor.

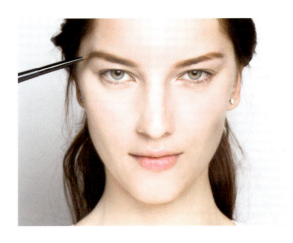

Passo 3

Realçar as sobrancelhas com sombra marrom fosca e pincel chanfrado. A ideia é esfumar as sobrancelhas, para dar um tom mais natural.

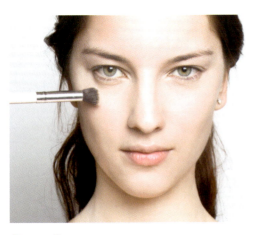

Passo 2

Aplicar corretivo líquido também com pincel duo fiber abaixo dos olhos e acima da pálpebra.

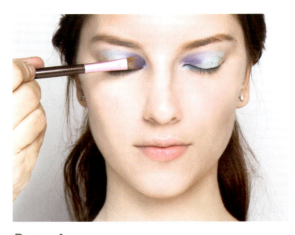

Passo 4

Depositar, com pincel chato, sombra verde como base, seguindo o desenho demonstrado na foto. Em seguida, aplicar sombra lilás na pálpebra fixa, do canto interno até o meio do côncavo.

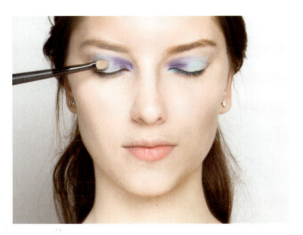

Passo 5

Com o pincel do mesmo tipo, aplicar a sombra verde fundindo-a com a sombra lilás, para fazer composição com as unhas.

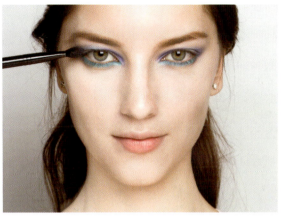

Passo 7

Finalizar com sombra roxa no canto externo dos olhos, dando uma leve amendoada.

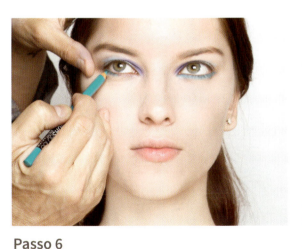

Passo 6

Aplicar lápis matte cremoso no tom verde (mesma cor da sombra) abaixo da pálpebra inferior.

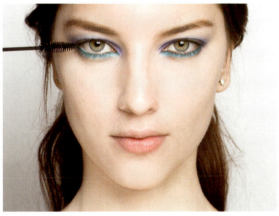

Passo 8

Passar máscara para cílios bem leve, em tom preto, apenas nos cílios superiores.

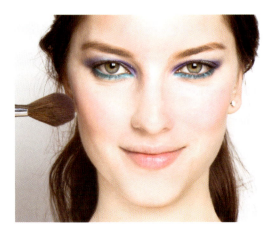

Passo 9

Aplicar blush rosa pastel no centro da maçã para dar rubor saudável.

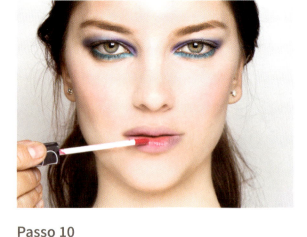

Passo 10

Aplicar, com pincel, batom rosa matte, no mesmo tom do blush, finalizando com gloss cor de vinho no centro da boca, mais na parte inferior para dar tom mais fresco e romântico.

Cabelos

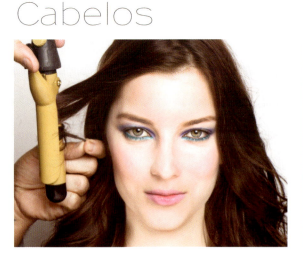

Passo 1

Usar babyliss médio em mechas médias em todo o cabelo, preservando as pontas. Passar spray fixador a 30 cm de distância.

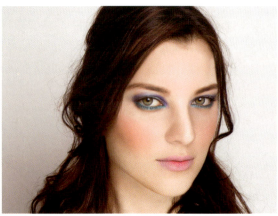

Passo 2

Com uma divisão assimétrica, para o lado ou para o meio, prender o cabelo parcialmente.

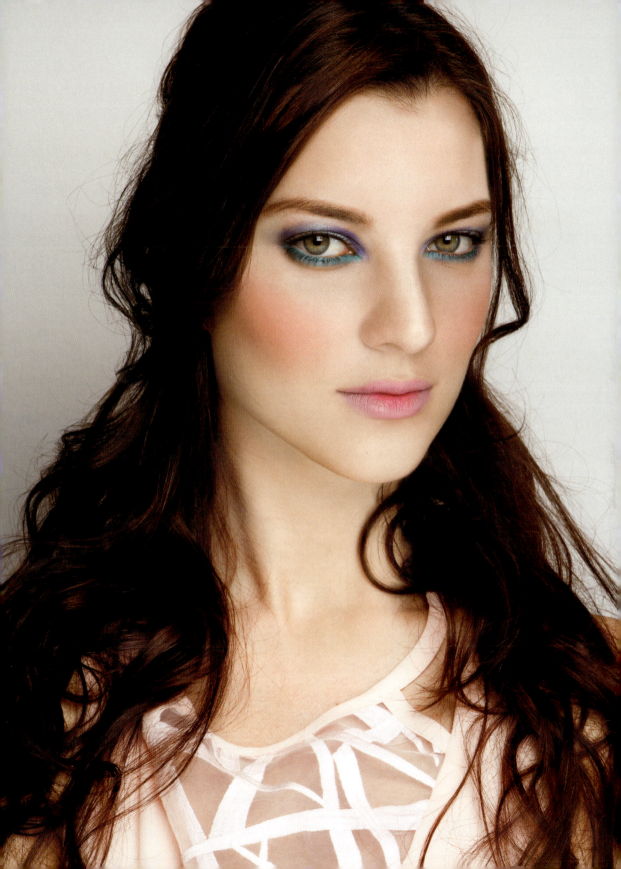

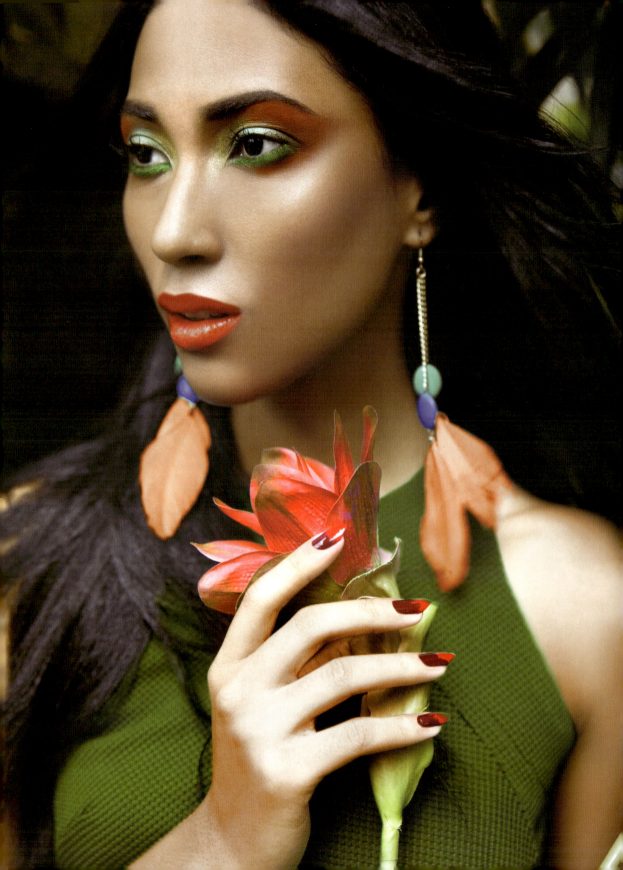

Exuberância tropical

Este conceito remete à fusão entre culturas, ao impacto dos movimentos migratórios e ao rompimento de fronteiras culturais em razão do encontro de pessoas de novas culturas.

Contexto cultural internacional e espírito do tempo: o mundo não está mais ocidentalizado, e sim globalizado, com influências oriundas de todos os continentes. O espírito de desbravar novos horizontes será a chave do comportamento para os próximos anos. A expansão do turismo global leva viajantes novos e experientes a buscarem encontros únicos para desvendar e descobrir os segredos mais bem guardados do mundo.

Esse movimento vem ocorrendo também de forma virtual. Os novos encontros globais serão compartilhados em aplicativos e plataformas virtuais. As fronteiras ficam menos distintas e sutilmente mais integradas à medida que o design se converte em uma sobreposição sofisticada de referências multiculturais. O DNA cultural se tornará cada vez mais compartilhado, na medida em que a conectividade global, mesmo em áreas remotas, proporcionar encontros interculturais com um simples toque na tela de nossos celulares. Temos cada vez mais a noção do quanto nosso espaço no mundo é precioso e quão importante será sua preservação.

O aumento em escala acelerada da população desafia os limites físicos da habitação. O impacto de nosso comportamento em relação ao nosso meio desafia os limites de nossa própria sobrevivência e longevidade no planeta. A raça humana deverá ser preservada e, com isso, a sustentabilidade brilhará por meio de belos tratamentos residuais, materiais reciclados e rústicos, que elevarão o conceito ecológico a novos patamares.

Apesar da expansão do crescimento populacional global, o mundo parece diminuir à medida que a conectividade on-line cria encontros interculturais virtuais. Uma nova era de viajantes multiculturais está surgindo graças à exploração social digital ou por meio dos encontros físicos em nações antes inacessíveis. Culturas de locais com exuberância tropical, ou lugares exóticos, ganham destaque. Áreas como Cuba, Butão e Bolívia são exemplos de inspirações no mundo da beleza e do design. A arte também influencia, e fontes de inspiração diferentes surgirão à medida que a atenção se dirigir para eventos em cidades fascinantes e esquecidas no passado, como Havana e Cochim.

O verde está em evidência e torna-se o novo preto, com o design sustentável elevando os padrões e tornando as matérias-primas e os subprodutos do lixo belos e criativos.

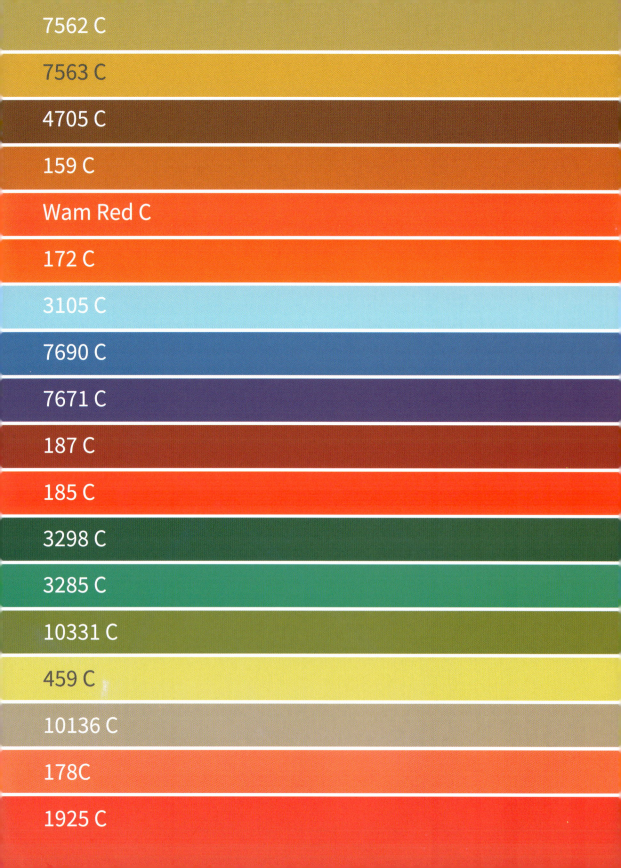

Intenção da beleza

Quais foram os principais elementos de cor, forma e textura que influenciaram a intenção da criação da imagem exuberância tropical?

A intenção é retratar uma figura híbrida que traga traços de uma beleza multicultural. É uma imagem que, apesar da exuberância das cores tropicais, imprime frescor. Para isso, a pele é mais leve, radiante, porém uniforme. Com uma base de pouca cobertura e acabamento fino de pó, aplique blush laranja de forma angular, marcando as maçãs de maneira bem generosa, indo do centro das maçãs até a linha dos cabelos.

Os olhos têm efeito bem sofisticado e as cores lembram folhagens de uma floresta tropical. Aplique um tom de laranja mais denso em uma extensão maior dos olhos, emoldurando o verde aplicado de maneira mais pontual apenas na pálpebra móvel e na parte inferior dos olhos. Nos cantos internos, para dar mais luminosidade, aplique sombra dourada clara. Nos lábios é usado batom vermelho-coral com acabamento matte. Nas unhas, o efeito é felino, com formas pontiagudas, lembrando garra em dois tons de vermelho inspirados na flora tropical. O esmalte é verde dégradé com preto.

As cores

Exuberância tropical traz uma carga cromática encantadora adequada à luminosidade do verão. Uma paleta banhada pelo raio de sol à medida que faz a transição do mar para a areia, passando aos limites da selva. Cacau, coco e areia são as principais cores neutras, ao passo que os tons de manga, akee,[31] verde-papagaio e rosa-pitaia[32] trazem os toques tropicais vibrantes da cultura caribenha. O amarelo-farol e o vermelho-fogo são apresentados como cores de realce, garantindo energia exuberante à paleta.

---

[31] Akee é uma fruta da família Sapindaceae, com origem na África Ocidental, Costa da Guiné. É uma planta típica de clima tropical.
[32] Pitaia é o nome dado ao fruto de várias espécies de cactos com pele rosa.

Passo a passo

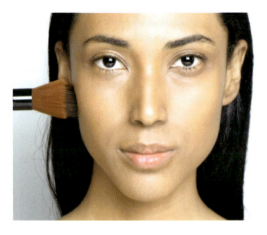

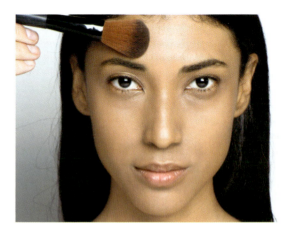

Passo 1

Com pincel duo fibra, aplicar em todo o rosto o primer e, em seguida, uma base líquida de efeito acetinado normal.

Passo 3

Aplicar pó iluminador dourado com pincel, no ponto alto das maçãs e na zona T.

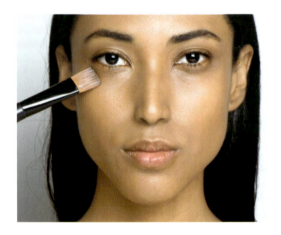

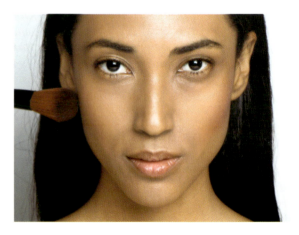

Passo 2

Com um pincel plano de ponta quadrada, aplicar corretivo abaixo dos olhos.

Passo 4

Aplicar blush caramelo, contornando suavemente as maçãs do rosto.

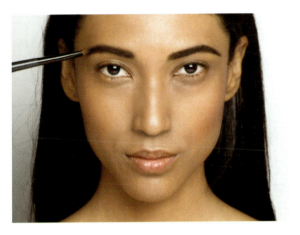

Passo 5

Com pincel chanfrado, aplicar sombra marrom nas sobrancelhas, deixando-as mais realçadas.

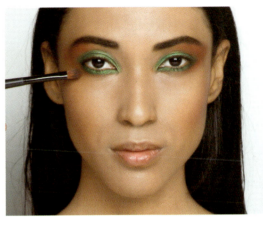

Passo 7

Aplicar sombra laranja cintilante no canto externo da pálpebra fixa e no canto externo da pálpebra inferior até a linha da sobrancelha.

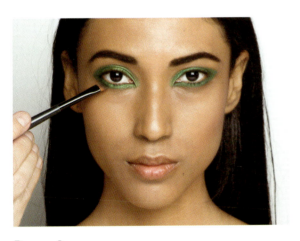

Passo 6

Nas pálpebras móvel e inferior, aplicar sombra verde-metálica com pincel umedecido com água termal.

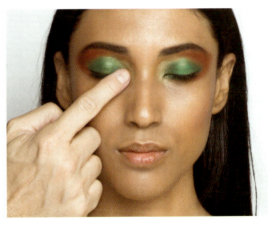

Passo 8

Aplicar, com a ponta dos dedos, sombra dourada clara no canto interno dos olhos.

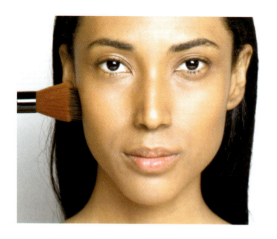

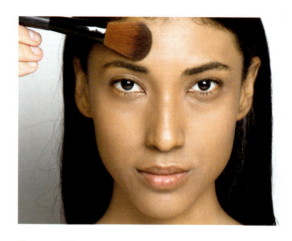

Passo 9

Usar máscara para cílios preta com volume, para dar mais destaque aos olhos.

Passo 10

Aplicar batom em lápis coral (efeito matte) em todo o lábio.

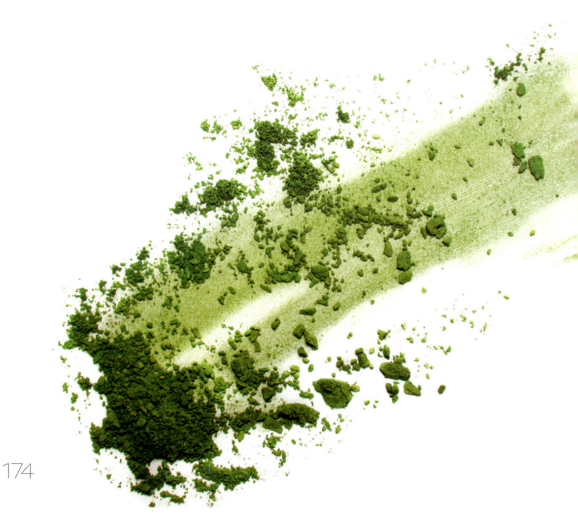

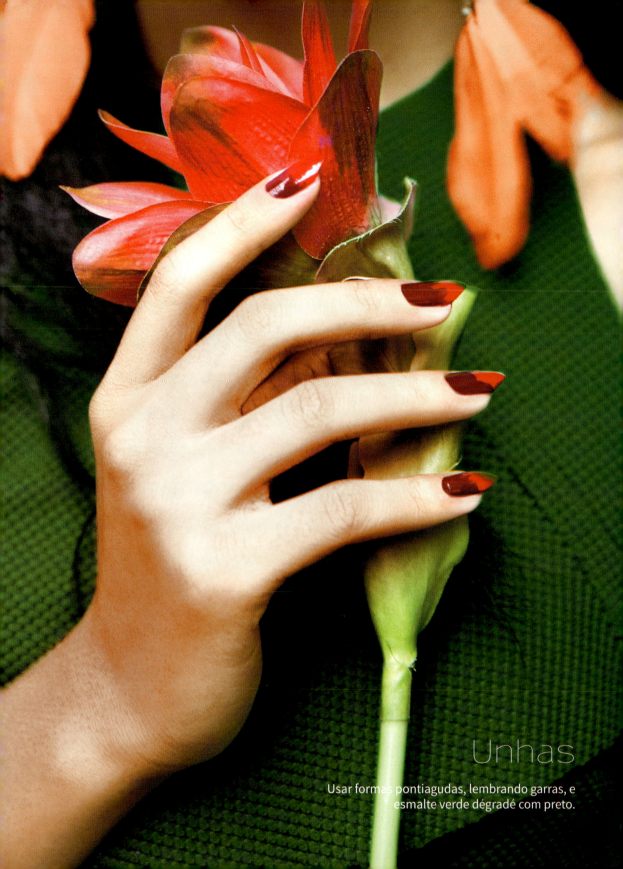

Unhas

Usar formas pontiagudas, lembrando garras, e esmalte verde dégradé com preto.

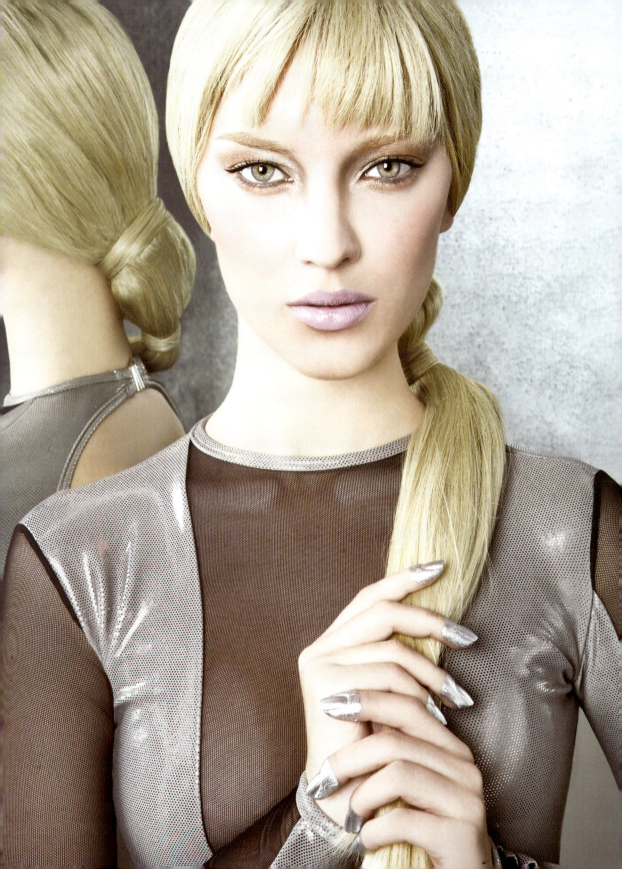

Zentech

A vida está seguindo um curso cada vez mais acelerado. Sentimos que o tempo está passando mais rápido e, às vezes, parece que nos afogamos nas múltiplas tarefas diárias. A tecnologia veio para nos ajudar, mas acabou por acelerar nosso desenvolvimento, afetando também nosso ritmo de vida. A origem do nome Zentech reflete a necessidade de desacelerarmos, nem que por alguns instantes, e se traduz na interrupção de um ato por algum tempo, como uma busca por intervalos meditativos que agreguem qualidade a nossas vidas.

O termo Zentech também se refere ao tédio tecnológico gerado pelo esgotamento com relação ao uso constante da tecnologia. Esse movimento se repete ciclicamente: a tecnologia avança em períodos de 15 a 20 anos e depois observamos um intervalo de 7 anos até o próximo ciclo de avanços tecnológicos. Um exemplo seria o último grande marco pela introdução do iPhone, em 2007, seguida pelo lançamento da iTunes App Store, em 2008. Estamos prestes a entrar em uma nova era de pausa e reavaliação, quando a humanidade fará um balanço dos avanços tecnológicos e os integrará aos campos da arte e do design.

Nesse intervalo de sete anos, os consumidores tendem a incorporar a tecnologia ao bem-estar e a valorizar o tempo livre. Experiências táteis e associadas ao estímulo dos sentidos serão utilizadas nas atividades relacionadas ao consumo como modo de integração entre os consumidores e as marcas.

Os pesquisadores especulam que a próxima grande inovação tecnológica é a Inteligência Artificial[33] (IA), que está ganhando espaço e deverá ser adotada em massa até 2022. Os objetos ganharão vida e revelarão aparência e funcionamento com qualidades pessoais.

Cada vez mais os objetos que escolhemos para fazer parte de nossas vidas adquirem qualidades sensitivas e características humanas e os elementos artificiais se tornam naturais. A tecnologia vai além da funcionalidade para realçar o bem-estar, trazendo significado e experiência. A vida está cada vez menos relacionada ao que as pessoas terão e mais voltada a como elas vivem. Na medida em que o homem e a máquina se cruzam, os designers explorarão os limites entre o mundo orgânico e o artificial, buscando a perfeita fusão entre a tecnologia e o corpo humano.

O tempo – o novo luxo moderno: o tempo mais e mais se torna um luxo precioso e é representado pelos relógios que perdem suas faces e marcam as horas em momentos, e não em minutos. O luxo será redefinido, enfatizando mais o tempo e o espaço. Os cenários "naturais" criados pelo homem serão os novos locais de refúgio sensorial. Nossas ideias de paraíso serão recriadas.

---

[33] Inteligência Artificial (IA): "Não existe uma definição para Inteligência Artificial (IA), mas várias. Basicamente, IA é fazer com que os computadores pensem como os seres humanos ou que sejam tão inteligentes quanto o homem". Marcelo Módolo, professor de Sistemas de Informação da Universidade Metodista de São Paulo.

1235 C

10129 C

10392 C

10102 C

10353 C

481 C

10148 C

702 C

7608 C

701 C

170 C

473 C

5025 C

481 C

420 C

447 C

432 C

438 C

Intenção da beleza

Quais foram os principais elementos de cor, forma e textura que influenciaram a intenção da criação da imagem zentech?

A intenção é expressar o futuro na maquiagem de maneira orgânica e sensorial. Utiliza-se toda a memória afetiva dos filmes de ficção, buscando uma interpretação mais zen para o conceito.

A pele é futurística, quase científica, ou seja, com acabamento perfeito e textura elaborada com bases tecnológicas e inovadoras. Ativos que dão luminosidade, efeito lifting (tratamento rejuvenescedor que enrijece a pele), com vitaminas não só dão cobertura como tratam a pele no longo prazo, inibindo a ação do tempo, elemento que se tornará cada vez mais tão precioso quanto a própria beleza feminina.

O blush tem um tom de champanhe, bem suave, e é aplicado no centro das maçãs e alongado um pouquinho até as têmporas. Os olhos têm brilho suave. Aplique, nos cantos internos superior e inferior, a sombra prata para iluminar o olhar e, nos cantos externos superior e inferior, a sombra dourada queimada e finalize com máscara para cílios preta.

Finalize os lábios com batom e gloss rosa-gelo. O efeito das unhas em esmalte metálico prata é de como se a mulher tivesse mergulhado seus dedos nos pigmentos metálicos para fazer a maquiagem dos olhos.

As cores

O tema zentech oferece uma paleta misteriosa de cores. Os tons frios de branco e cinza e os tons quentes de damasco e coral-escuro oferecem efeito puro e tranquilizador.

As cores têm um lado suave e bonito, mas ainda com muito estilo. Há um ar de frescor para o verão, que é equilibrado com os tons mais escuros do ébano e mangostão,[34] e o preto-escuro como cor de realce, conduzindo a paleta para a quarta e última fase da temporada de verão até o outono. O branco-claro se torna suave e nebuloso perto do azul-rochoso e do cinza-chumbo.

Os discretos tons de dourado e champanhe aumentam o ar luxuoso, ao passo que o amarelo-horizonte traz um toque diferente ao lado mais sério dessa tendência, alegrando levemente a paleta. Estas são cores próprias de um ângulo refinado.

---

[34] Mangostão é o nome de uma árvore frutífera, da família das Clusiáceas, gênero Garcinia, que tem cerca de 10 m de altura, copa em formato cônico, folhas grandes e duras, de coloração verde-escura e brilhante.

Passo a passo

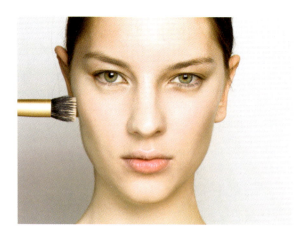

Passo 1

Em uma paleta, misturar base líquida e iluminador pérola com brilho para o prateado e aplicar em todo o rosto.

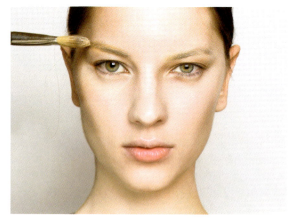

Passo 3

Aplicar corretivo mais cremoso nas sobrancelhas, com o objetivo de deixá-las mais apagadas.

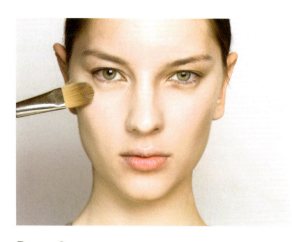

Passo 2

Aplicar corretivo abaixo dos olhos, para iluminar.

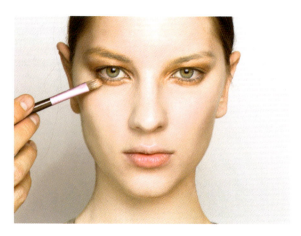

Passo 4

Umedecer o pincel plano com água termal e aplicar sombra ouro-rosé nas pálpebras móvel e inferior.

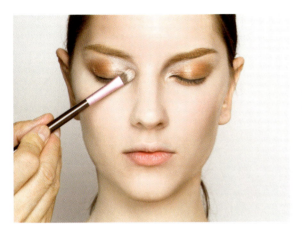

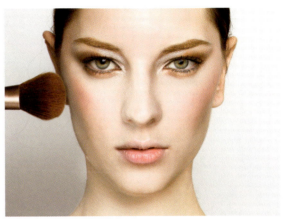

Passo 5

Com pincel umedecido, aplicar sombra prata no canto interno dos olhos, elevando até o início da sobrancelha.

Passo 7

Aplicar blush rosa-claro no centro das maçãs, alongando levemente em direção à têmpora.

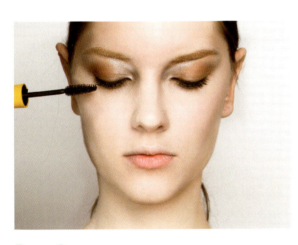

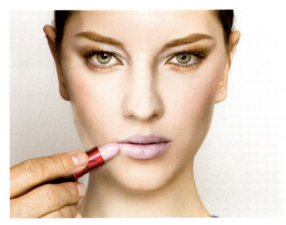

Passo 6

Aplicar de duas a três camadas de máscara de cílios preta para intensificar o volume e dar mais destaque aos olhos.

Passo 8

Aplicar batom cor-de-rosa bem apagado.

Cabelos

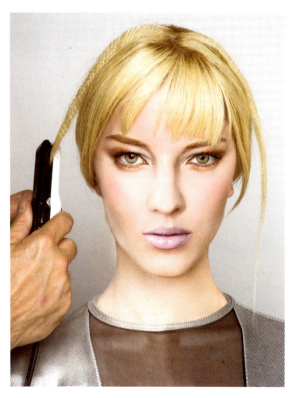 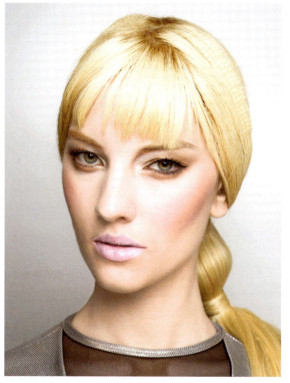

Passo 1

Com o modelador, frisar algumas mechas do alto da cabeça.

Passo 2

Prender o cabelo com rabo de cavalo baixo.

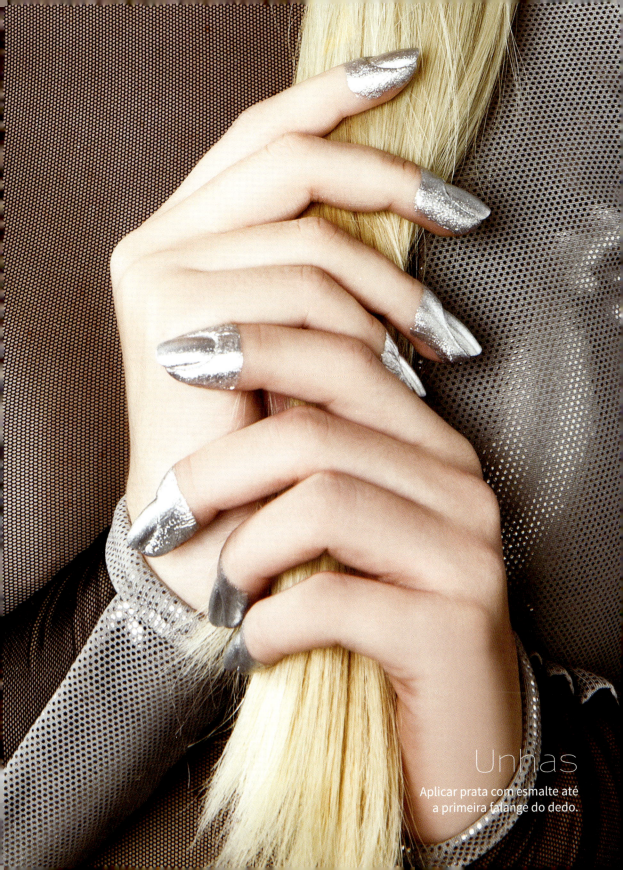

Unhas

Aplicar prata com esmalte até a primeira falange do dedo.

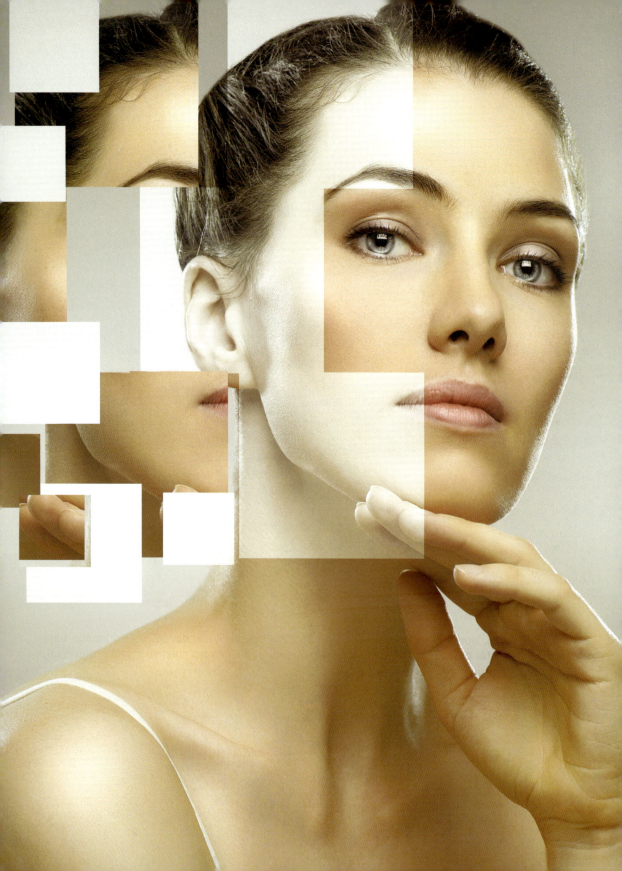

Considerações finais

Como se destacar como profissional de beleza

O que caracteriza um trabalho como autoral é a intenção artística do profissional e o processo que ele executa para realizá-lo. Em geral, existem dois tipos de trabalho de beleza: a caracterização e o trabalho autoral. Ambos começam com um brief criado pelo cliente e uma pesquisa feita pelo profissional de beleza.

No caso de um trabalho de caracterização, o profissional deverá capturar elementos sólidos e objetivos em sua pesquisa e reproduzi-los. O trabalho autoral, por sua vez, tem a pesquisa de um tema como ponto de partida e sua proposta e intenção vêm carregados com o DNA do profissional de beleza. Esse criador deve conseguir trazer algo novo na imagem criada por meio da sua sensibilidade, vivência e interpretação do conceito. No campo quantitativo, pode haver cerca de 80% de referências e 20% de interpretação pessoal, subversão e inovação de novos componentes na imagem final.

A visão holística baseia-se na sensação da percepção do todo

Se o profissional perceber alguma espécie de ruído estético que comprometa o equilíbrio da imagem final, deverá rever o todo e avaliar quais elementos poderão compensar e trazer a sensação de harmonia ao objeto. Mesmo que isso signifique, por exemplo, cortar o cabelo de forma assimétrica para compensar uma assimetria no rosto.

A pesquisa não está apenas na escolha de cores, formas, mas também na sensação que essa construção de imagem final nos trará. Qualquer imagem proposta e construída por um profissional tem de evocar uma experiência original e, assim, tornar-se única.

Essa proposta criativa, apesar de originalmente ser produto de pesquisa, deverá ser embalada pela sensibilidade do artista, para trazer, além das tendências que circulam no coletivo criativo universal, experiências culturais, vivências e memória afetiva pessoal.

A intenção de qualquer artista é materializada pela utilização de todos esses elementos como motor para construção da sua criação, atingindo o objetivo, comunicando e expressando algo.

Podemos tratar a beleza de forma integrada. Sua tangibilização ocorre pela união de competências nas diversas artes da beleza, na qual cabelo, maquiagem e unhas compõem o todo e materializam a intenção e a proposta, transformando-a em uma imagem, um "produto". Alguns profissionais atuam nas diversas artes da beleza, mas muitos preferem ter um foco e tornar-se especialistas em uma só arte.

Visão sobre um conceito

O primeiro passo da conceituação de um trabalho é um entendimento macro do conceito e uma abordagem mais completa do objetivo e da proposta.

O universo criativo é ilimitado e infinitas são as possibilidades de interpretar um tema. Dependendo do brief, e especialmente nos nichos da moda e da ficção, existirá maior liberdade de criação e abstração, pois, por vezes, caminha para universos que fogem do cotidiano ou da realidade. Um exemplo seria caracterizar o personagem Julieta, de Romeu e Julieta, na floresta Amazônica, ou sugerir a aparência de um ser de outras galáxias. A força da imagem, nesse caso, muitas vezes estará nas formas e na expressão das cores.

Em algum momento da construção de uma imagem, deve haver um ponto de identificação da proposta pelo receptor, sensibilizando-o ou até emocionando-o de alguma forma.

Visão sobre o sujeito

É muito importante escolher uma figura humana com traços genéticos que permitam ao profissional de beleza executar uma proposta. Mas muitas vezes não é responsabilidade do profissional da beleza fazer o casting.[35] Nesse caso, será importante avaliar a modelo para que se adapte e proponha algo coerente holisticamente.

Caso você esteja trabalhando com o consumidor final, reflita sobre a questão das diversidades abordadas no capítulo quatro deste livro. Vivemos em uma era em que esteriótipos estão sendo rompidos e os PREconceitos são sempre desafiados socialmente. Reflita como isso poderá ser limitante para sua profissão e auxilie seus clientes a encontrarem as melhores versões de si mesmos, respeitando a personalidade e individualidades estéticas de cada um deles.

Pesquisa e tendências

Uma vez avaliadas todas as vertentes de um universo conceitual, o profissional deverá escolher o direcionamento que mais lhe sensibilize e mais se adeque ao perfil da cliente ou modelo. Em seguida, fará um esqueleto da construção da imagem a ser proposta, avaliando quais pontos básicos serão valorizados na composição da maquiagem. Nesse processo, ele deve deixar a mão solta, a fim de fazer fluir sua sensibilidade e seu poder criativo, apropriando-se da tendência inicial ou universo conceitual e transformando-o por meio de sua contribuição pessoal.

---

[35] O casting consiste em selecionar profissionais para atuar em um determinado projeto criativo. No âmbito da beleza, os profissionais podem ser modelos e/ou atores/atrizes. O trabalho de seleção é feito por agências de modelos e produtoras de vídeo e requer muito cuidado na escolha das pessoas certas. O responsável pelo casting deve ouvir as necessidades do cliente, avaliar as características do projeto e então buscar os melhores profissionais para o trabalho, seja por características físicas (cor dos cabelos, olhos, altura, peso etc.), seja por características pessoais (como atitude e perfil).

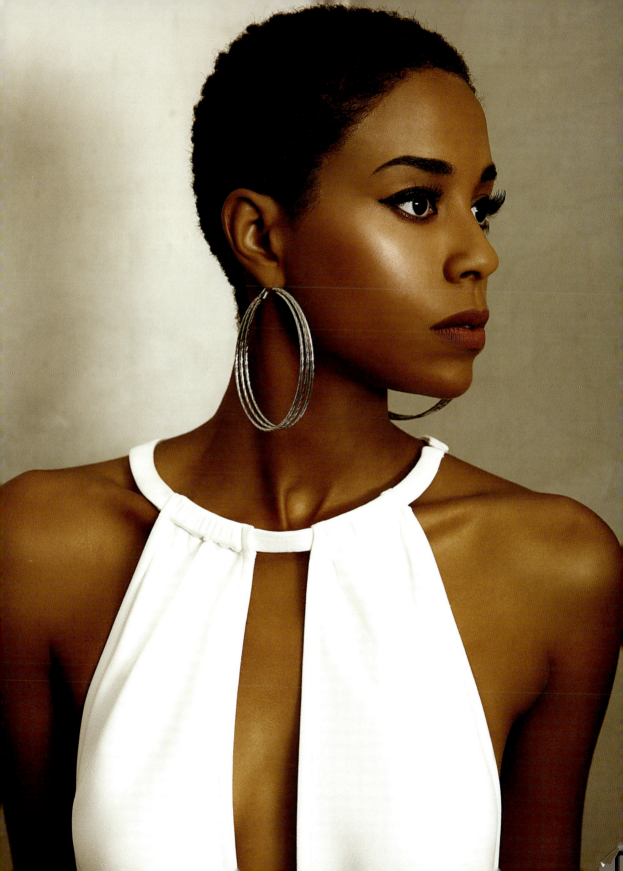

Mapeamento do cotidiano

Com acesso ou não a relatórios especializados de tendências, é fundamental estar conectado com o mundo, enriquecendo-se com referências encontradas no cotidiano, nas artes, na mídia (como TV, cinema, teatro, moda), tapetes vermelhos e, assim, construir um repertório pessoal. O mapeamento do cotidiano é, de fato, uma manifestação das macrotendências, tanto em estilo quanto em comportamento e beleza.

O criador da área da beleza deve trabalhar sempre com muito cuidado, sensibilidade e objetividade, para inspirar realmente as pessoas, independentemente do caminho profissional que siga, seja no teatro, na TV, seja nos editoriais.

Cada década tem um registro visual muito forte, muito potente, e o cinema e a moda são fontes de inspiração para a sociedade, ao mesmo tempo que essas artes são, de certa forma, o reflexo desta. Portanto, é essencial que o profissional de beleza se mantenha atualizado não só no que diz respeito à técnica, mas também sobre fatos do cotidiano. A representação desses universos conceituais deve estar em plena transformação para não virar uma mera cópia.

O que a indústria espera dos profissionais da beleza é a capacidade de organizar ideias e, sobretudo, de propor o novo. É isso que vai diferenciá-lo e destacá-lo no mercado, somado à integridade profissional, ao conhecimento técnico, à administração do tempo e à postura pessoal, e, acima de tudo, determinará sua reputação, seu espaço, sua longevidade e sua importância em seu nicho no mercado. Tudo faz parte da "entrega" de um profissional moderno.

O fundamental é nos mantermos inspirados.

O brilho do trabalho de um criador vem da constante busca por inspiração. Trabalhar com gente nos dá uma troca constante de energia, que nos alimenta e nos capacita a captar e a dar nosso melhor a cada trabalho.

É primordial considerar cada trabalho novo e cada pessoa que senta a sua frente para fazer um trabalho de beleza como um universo totalmente desconhecido e como uma oportunidade de renovar todo seu talento e seu desejo de fazer diferente.

Nada é por acaso. Nesses vinte anos de carreira, eu trilhei uma jornada de muita dedicação, perseverança e amor à minha profissão que me fizeram evoluir sempre em busca da valorização do meu segmento profissional.

Espero que este livro tenha despertado em você o desejo de ingressar nesse processo de evolução e nessa grande jornada da beleza e da criatividade.

Agora tudo vai depender da energia que você colocará para alcançar seu objetivo. Desejo que você se consagre como um grande artista.

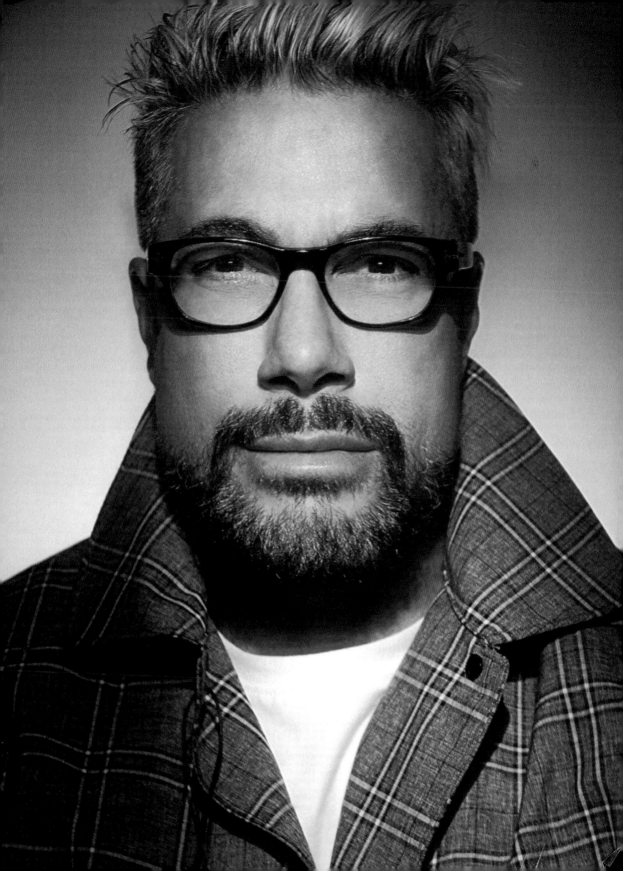

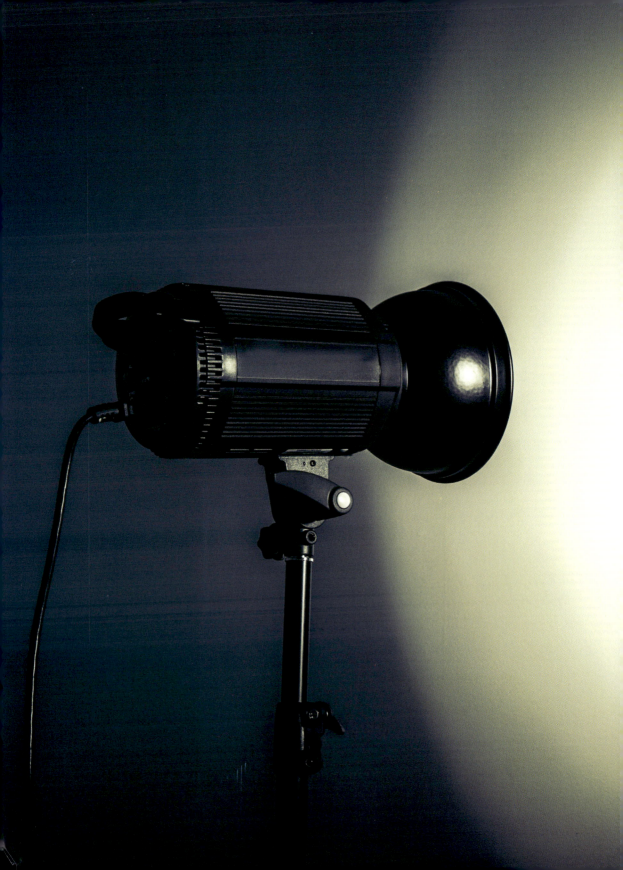

A Editora Senac Rio publica livros nas áreas de Beleza
e Estética, Ciências Humanas, Comunicação e Artes,
Desenvolvimento Social, Design e Arquitetura, Educação,
Gastronomia e Enologia, Gestão e Negócios, Informática,
Meio Ambiente, Moda, Saúde, Turismo e Hotelaria.
Visite o site www.rj.senac.br/editora, escolha os títulos de sua
preferência e boa leitura.

Fique atento aos nossos próximos lançamentos!
À venda nas melhores livrarias do país.

Editora Senac Rio
Tel.: (21) 2545-4819 (Comercial)
comercial.editora@rj.senac.br
Fale com a gente: (21) 4002-2101

Este livro foi composto nas tipografias Source Sans Pro e
Sansumi e impresso pela Edigráfica Gráfica e Editora Ltda.,
em papel *couché matte* 150 g/m^2, para a Editora Senac Rio,
em maio de 2019.